医療経営士のための現場力アップシリーズ ❻

今すぐできる！
患者が集まる病院広報戦略

山田隆司
特定非営利活動法人
メディカルコンソーシアムネットワークグループ理事長

大塚光宏
多摩大学医療・介護ソリューション研究所フェロー

有田円香
社会医療法人敬和会大分岡病院広報

JN313099

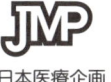
日本医療企画

《医療経営ブックレットとは》

◆ コンセプト

　本書は、医療経営における様々な問題や課題を解決するために、効率的な学習を進めるためのブックレットです。必要とされる知識や思考法、実践能力、備えるべき価値観等を習得することを目的としています。

◆ テーマ設定

　日常業務に役立つ実践的なテーマから、中長期的な視点や幅広いアプローチが必要となる経営手法、さらには医療のあり方や社会のあり方といった倫理・社会学的なテーマまで、医療経営に必要とされる様々なテーマを取り上げています。

◆ 読者対象

　医療経営士をはじめ、医療機関に勤める方や医療機関と関わりのある他業種・団体の方、さらに医療経営について学んでいる方を主な読者対象としています。

◆ 使い方

　勉強会や研究会の教材としての利用が効果的です。示された事例や課題について、グループワークや討論を重ねながら、問題解決に向けた具体策と能力を習得し、医療経営に役立てられることを期待しています。

《医療経営士とは》

　医療機関をマネジメントする上で必要な医療および経営に関する知識と、経営課題を解決する能力を有し、実践的な経営能力を備えた人材として、一般社団法人日本医療経営実践協会[※]が認定する資格です。

※一般社団法人日本医療経営実践協会　http://www.JMMPA.jp/

はじめに

「広報活動を戦略的に行って患者を集める」というお題をいただいた。思うように患者に受診していただけない病院もあれば、常に満床でベッドコントロールに頭を痛めている病院もある。しかし、診療科すべてが満床とは限らない。これから患者数を増やしたい診療科もあると思う。

広報というとハウツーやノウハウ本があるが、ここではプロの企業広報などが伝える内容とは違うことを話したい。病院における広報や患者を集めることを仕事としてきた筆者の思いや、行動して気づいたことをお伝えしたい。事例については現在、現場で実践している2人に書いていただいた。きっと役立つヒントがあると思う。とにかく、広報で人を集めるには実践でしか体験はできない。

さて、人は何かを選択する場合、まず欲求が生じる。欲求が生じると行動になる。身近な事例であるが、iPhoneが各携帯電話会社から販売され、市場の競争はますます激しくなっている。各社さまざまなサービスを提示して、顧客に選択を迫っている。顧客はサービスの優劣など情報収集を行い、検討して1社を選択する。

筆者もiPhone愛用者であるが、インターネットや専門誌などから情報を得て、秋葉原に出向き、各社のサービスの差を直接聞いて結論を出した。このように、人が何かを選択する場合、必要となるのが「情報」である。iPhoneのように商品としての信頼や安心感があっても、新たな変更点や新デザインに対する期待が膨らみ、評論家の意見や専門誌を読み漁るiPhoneファンは多い。

発売前は各メディアがアップル社の広報部から出される情報を、それぞれのパブリシティに掲載する。同時にアップル社も全世界的に、あらゆるメディアを駆使して広告を開始する。その結果、銀座のアップルストアで

は発売当日に700人超の行列ができた。「広告」「広報」「メディア」――この関係が集客に影響を与えるということが理解できると思う。「広告」「広報」の大きな役割は、消費者に商品を広く伝え、重要なポイントを記憶させ、欲求を起こさせ、購買行動を起こさせることである。

　さて、あなたの病院では患者さんや地域の方に十分な情報を伝えているだろうか。広報活動のスタートは自院の情報公開性を高めることから始まる。

特定非営利活動法人メディカルコンソーシアム
ネットワークグループ理事長
山田　隆司

目次

はじめに ……………………………………………………………………… 3

SECTION 1　病院あっての経営から患者・地域あっての経営への広報視点 …… 7
1　病院マーケティングと広報 ………………………………………… 8
2　マスメディアを活用した広報戦略 ………………………………… 15
3　患者の記憶に訴える広報活動 ……………………………………… 19

SECTION 2　実践事例①　地域連携における広報 …………………… 25
1　「信頼関係」を構築するための「場」と「コミュニケーション」 …… 26
2　地域連携の変遷 ……………………………………………………… 28
3　これからの地域連携室の広報活動――事例紹介 ………………… 33

SECTION 3　実践事例②　イベントで創造する未来の患者 ……… 43
1　未来の患者を集めるために ………………………………………… 44
2　イベントはドラマだ！――世界ハートの日市民公開講座 ……… 46
3　わくわく＆ドキドキ体験型イベント
　　――夏休みだ！　病院体験ツアー ………………………………… 61

●著者プロフィール

山田隆司（やまだたかし）

1955年東京都生まれ。国家公務員共済組合連合会虎の門病院臨床検査部、診断薬会社、医療法人鉄蕉会亀田総合病院（亀田総合病院幕張クリニック準備室長）・亀田総合病院千葉事業部（事務長、管理部長）・フランクスメディカルクラブ（本部長）における19年の勤務を経て、医療法人（現：社会医療法人）敬和会大分岡病院にて広報・マーケティング部を創設（部長）。現在、社会医療法人敬和会大分岡病院（広報・顧問）。医療法人柏成会青木病院（企画室・顧問）。多摩大学医療・介護ソリューション研究所（副所長）。特定非営利活動法人メディカルコンソーシアムネットワークグループ（理事長）、DPCマネジメント研究会（理事）など。

大塚光宏（おおつかみつひろ）

1972年大分県生まれ。大分大学工学部卒業後、医療機器メーカーにて設計部に所属。その後、2001年3月に社会福祉士取得。医療法人（現：社会医療法人）敬和会大分岡病院広報・マーケティング部課長を経て、2009年4月より東京歯科大学市川総合病院地域連携・医療福祉室へ。2012年3月多摩大学経営情報学研究科経営情報学専攻修士課程（MBA）卒業。卒業と同時に、2012年4月より多摩大学医療・介護ソリューション研究所フェローとなる。これまで連携部門の立ち上げ、地域の医療連携ネットワーク構築、連携実務者協議会の立ち上げなどに携わると同時に、病院広報活動にも従事。

有田円香（ありたまどか）

1991年大分大学経済学部入学、1994年オランダ・ティルブルク大学留学。1995年大分大学卒業と同時に、地元紙である大分合同新聞社入社。主に教育担当の記者。2009年に大分岡病院入職。現在、広報専属。

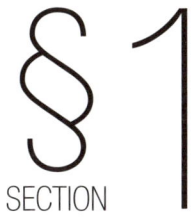
SECTION

病院あっての経営から患者・地域あっての経営への広報視点

特定非営利活動法人メディカルコンソーシアム
ネットワークグループ理事長
山田隆司

1. 病院マーケティングと広報

(1) 病院マーケティングの業務範囲

　病院のマーケティングとは「患者を集めるための広告・宣伝活動」であると認識されがちだが、本来は経営体質を強化し、患者をはじめ社会全般の信頼を獲得するための長期経営戦略に沿った仕組みを作り出すことだと言える。

　したがって、病院マーケティングの業務範囲は、診療・事務全般にわたる組織・内部体制の構築や改善、診療・アメニティ全般にわたる医療サービス内容の改善や高度化、人事管理やリスクマネジメントなどの管理業務全体の効率化、そして地域との連携や経営戦略の立案など、これらの状況を職員はもとより、地域や患者などに周知するなど広範囲になる。

　広報は、このマーケティングの成果を関係者に還元するための手段・方法である。つまり、理念、成果、医療サービスが院内全体で共有されていなければ、マーケティングも広報も必要ない、または伝えられないということである。患者を集める前に、最も重要なことは、集める価値があるか否かということである。単に利益を得たいという一方的な思いでは、マーケティングも広報も成り立たない。「価値と価値」との交換が原則である。

(2) バナナの叩き売りでは、患者は集まらない

　東京の上野駅から御徒町駅の高架下に「アメヤ横丁」と呼ばれる、食品、衣類、化粧品など何でも揃う場所がある。ご存知の方も多いと思う。この通称"アメ横"で、フルーツを販売する店があり、時々、バナナの叩き売りを目にすることがある。その独特の口上とパフォーマンスに毎回、人だ

かりができる。バナナは高価でも珍しい食べ物でもないので、飛ぶように売れるということはないが、昔を懐かしむ人々が集まる。

　余談であるが、バナナの叩き売りの発祥は九州の門司港である。独特の口上に合わせて値を下げたり、バナナを積み上げたりしながら販売する。バナナの叩き売りが全国的に有名になったのは映画『男はつらいよ』の影響である。渥美清は佐賀の名人からバナナの叩き売りを習ったそうだ。

　さて、情報公開が重要だからと、朝から病院周辺で職員が口上を述べたとして、果たして患者は集まるだろうか。集まるどころか敬遠されるのがオチだろう。それなら、人が集まる広報イベントを開催して情報公開しようと試みる。自院で広報イベントを企画された方は常に味わうことだが、集客ほど水物で予想できないものはない。病院広報イベントでたとえ800名の集客に成功しても、翌日から外来患者が増えた経験はない。受診行動に結びつくプロセスは、そんなに甘いものではない。

　では、広報活動で患者は増えるのだろうか。増えないのであれば、広報は無駄ということになる。実際に、バナナの叩き売りのような集客効果が目に見えてこないので、広報はしないという院長や事務長がいる。

　一時的な集客には、広報の効果はないと断言できる。しかし、継続的に広報活動することで、多くの人の心に突き刺さるブランディング効果が期待できる。一度、記憶に突き刺さると、体調が悪くなり本人が病気を意識したときに、記憶が呼び覚まされ、その病院を思い浮かべ、受診行動に結びつく。

(3)患者を集める前に己を知れ──「彼を知り己を知れば百戦殆からず」

　「敵の実力や現状をしっかりと把握し、自分自身のことをよくわきまえて戦えば、何度戦っても、勝つことができる。何か問題を解決するときも、その内容を吟味し、自分の力量を認識したうえで対処すれば、うまくいく

ということ」(『孫子・謀攻』より)

　広報活動を行うときも同様に、むやみやたらに活動しても効果は期待できない。つまり、SWOT分析などの戦略計画ツールを利用して、自院を知ることは広報活動のポイントとなる。SWOTとは内部環境である「強み」「弱み」、外部環境である「機会」「脅威」の頭文字をとったものである。

①Strength (強み)　　　　自院の強み
②Weakness (弱み)　　　自院の弱み・課題
③Opportunity (機会)　　外部環境にあるチャンス
④Threat (脅威)　　　　　外部環境にある自院にとって都合の悪いこと

　SWOT分析から得られた自院の姿を理解して、広報活動をすることが効果的な結果をもたらす。

　例えば、自院の強みが消化器科で、特に大腸がん予防や治療に力を入れたい。人間ドックで大腸内視鏡検査の受診者を増やしたいというのであれば、広報担当者は自身で大腸内視鏡検査を受診して、その記録をVTRで録画して、動画資料を作成するぐらいの意気込みが必要である。

　大腸がんに関する統計資料や、大腸がんは早期発見することで完治すること、自院の取り組みなどと一緒に大腸内視鏡検査の体験動画などをマスコミにプレスリリースすることで、取材につながり記事となる。

　広報は伝えることが命。伝える方法を駆使して、実行することが使命。つまり、広報チャンネルを広げることができなくては、成功はしない。広報担当者はソーシャルネットワーキングを広げることが仕事である。他院の病院広報担当者と常に情報交換を行い、取材依頼が気軽にできるメディア関係者とつながり、地域にたくさんの味方を持つことが仕事だ。

（4）念仏では患者は集まらない

　患者の増減は病院経営に直接、影響を与える。入院患者が増えれば増えたで、いかにベッドコントロールをするか、他の医療機関と連携を図り、速やかに患者を移動してベッドを空けるという課題が出てくる。それでも患者が増えすぎるという課題が出れば、その解決にも力がいる。一方で、他院からの紹介が減って患者数が減った場合は、何度、会議を重ねてもすぐには解決しない。

　多くの病院の会議は、優秀な職員の知恵によって、素晴らしい「言い訳」をつくり出しているだけで終わっており、計画のほとんどは絵に描いた餅である。空想科学小説を書く前にもう一度、他院との連携姿勢や態度を見直す必要があろう。それは机の上や会議では答えが出ない。病院一丸となって地域の状況を再確認し、連携している医療機関を訪問し、あらゆる情報を再確認する必要がある。

　地域の患者数はある程度一定と考えれば、自院の患者減は他院の患者増を起こしている可能性がある。他院が知らぬ間に、強力な連携担当者をリクルートしたのかもしれない。もしくは他院が一丸となって、連携病院、医院を訪問し、医師、看護師、薬剤師、事務、総動員でコミュニケーションを改善し、さらに訪問看護ステーション、介護施設などとの関係を強化する行動を起こしたのであれば、患者が増えるのは当たり前である。

　自院における「念仏」とは何だろうか。それはズバリ、行動、結果に結びつかない会議のことである。「念仏」を唱えていても患者は増えない。とは言っても、計画に結びつく会議は必要である。「無計画は失敗を計画している」という名言もある。行動計画を明確にして、達成するためのKPI[※1]を設定して、目標の達成具合を定量的に指標する。目標に向かって、何を持って進歩とするのかを定義することが行動を具体化させる。

※1）Key Performance Indicator（重要業績評価指数）の略。企業の戦略や目標を達成するために設定した具体的な業務プロセスをモニタリングするために設定される指標のうち特に重要なものを指す。

（5）行動すれば結果が出る。結果を反省し、さらに行動

　誰もがご存知だと思うが、PDCAサイクルとは、Plan（計画）→Do（実行）→Check（点検・評価）→Act（改善・処置）の4段階を繰り返すことによって、業務を改善させることだ。それにより目的の達成、利用者の満足、コストバランス、自院が選択される適切なサービスを提供しているかを見直すことができる。

　広報活動においてもPDCAサイクルは重要である。例えば、広報イベントを計画・実行し、集客は満席状況。しかし、結果が良ければ、評価をしないで次回も同じように開催してよいのか？　アンケートからはさまざまな情報が得られる。定量評価では98％の参加者が満足であったが、定性評価（ご意見）では多くの改善点が指摘されていた。会場について、受付について、日程、時間について――それら指摘された問題を改善・解決する必要がある。

　500名を超える集客を目的とした場合は、会場の確保や特別講演の講師との折衝など、1年前には計画を立てておく必要がある。多くの方に病院を理解していただくためには、周到な準備が必要になる。PDCAサイクルによるイベントマネジメントは、イベントの大小にかかわらず必要である。そのようなきめ細やかさが、単なるイベント開催だけではなく、自院やスタッフのホスピタリティに通じる。そして、多くの参加者の心に突き刺さるイベントとして、記憶される。患者はすぐに増えなくとも、継続的な広報活動が必ず、自院を選択してくれると信じて広報しよう。

　さて、イベントでのKPIは「チラシ配布数」「マスコミとの対話数」「地域有力施設訪問回数」「取材数」「マスメディア登場数」などが指数になる。当

然、当日の参加者数やアンケート回収率、初回参加数、複数回参加数もKPIとしたい。

　特に、チラシ配布には力を入れてほしい。アンケートによると、「チラシを見て参加した」という方が、どのイベントでも最も多いからである。チラシ配布数は広報力を見るうえでもポイントになる。職員が100人であれば、1人10枚配布しても1,000枚の配布となる。製薬会社のMRや卸業者などのパートナーにもお願いすれば、さらに枚数は増える。常日頃、病院に出入りする業者との付き合い方が見えてくるわけだ。チラシ配布力を侮らないでがんばろう。

（6）患者は情報を知らなければ、行動できない

　行動を促すには情報は不可欠である。病院周辺に住んでいる地域の方に、病院の情報を聞いても、患者として訪れたことがない方は、診療内容はもちろん、医師についてなど知りはしない。さてあなたは、近所にあっても情報が得られない病院と、常々病院広報誌やイベント、地域学習会を開催している病院のどちらを選択するだろうか。やはり、多くの情報が得られる病院を受診すると思う。

「情報の非対称性」という言葉は聞いたことがあるだろう。その代表的なものが医療である。医療を提供する側は「これくらい知っているだろう」と思っているが、提供を受ける生活者（患者）はまったく知らないのである。

　可能な限り、病院は提供できる情報を広報活動で公開する。病院の機能、専門領域、公開可能な診療データなど、より多くの情報を公開することで、情報の非対称性の溝が埋まり、相互信頼を得ることができる。これにより、病院を選択するうえで生活者（患者）は大いに役立つ。特に、優秀な専門医やメディカルスタッフが地域や社会に知られることにより、医療の質や他医院との違いを示すことができる。

多くの患者が集まる病院は、単に医師の数が多いから患者が集まっているわけではない。患者や地域への情報公開や住民への積極的な関わりを努力して行うことで、患者が集まっているのだ。医師、メディカルスタッフも多くの治療ができ、経験を積めるかどうかで、働く病院を選択する。その結果、患者と医師を含む職員の良好な循環が生じる。そのためにも広報による発信が不可欠になる。広報は相手に伝えなければ、効果も結果も出ない。知らない罪よりも、知らせない罪のほうが重いのである。

2. マスメディアを活用した広報戦略

(1) 記者は広報のパートナー

　あなたの病院では積極的にプレスリリースをしているだろうか。筆者が顧問をする病院では頻繁にプレスリリースを行っている。リリースのツールとして活用するのは病院広報誌である。新しい広報誌を発行するたびに、記者クラブのポストに配布する。県内にある、記者クラブに加入しているマスコミ全16社（テレビ・ラジオ・新聞［通信社含む］）に届く。その結果、広報誌の内容を読んだ記者が取材・報道することがたびたびあり、実績となっている。どんな広報活動より、記者が書く「3行の記事の威力」には勝てない。記者を積極的に活用する。つまり、広報のパートナーとしたい。

　院内のさまざまな成果などを広報誌により地域に発信するとともに、プレスリリースとして記者にも発信して理解を促進する。広報誌の内容は、生活者にわかりやすく、図や写真などを用いて解説しているので当然、記者にも理解されやすい。

　医療サービスの経済的特徴は「需要の不確実性」「保険の必要性」「情報の非対称性」などであるが、特に最後の「情報の非対称性」のギャップを埋めるのも広報誌の役割である。地域に対して、情報のギャップを埋める最大限の効果を持つのが、マスメディアである。度重なるプレスリリースにより、記者は病院担当としてのあなたを記憶する。

　次に広報担当者が起こす行動は、各マスメディアを訪問し、担当の記者と面会することである。1枚の名刺が今後につながる。広報はこうして記者とのコミュニケーションを密にしていきたい。

(2) 広報の発信手段と威力

　広報の発信手段として一般的なものは「病院広報誌」「ホームページ」「SNS（Social Networking Service）」「イベント」などがある。何度も言うが、これらは継続により、徐々に浸透していく。世界中にネットワークしているデジタルコミュニケーションは、相手に選択権がある。その情報を選択するかどうかは、相手任せの手段であることを理解しておこう。

　地域拡大、浸透に最も発進力があるのはマスコミであり、マスコミを有効活用することが重要だ。広告はコントロール可能であるが、大きな予算がかかる。それに対して広報はコントロールの不確実性は高いが、ほとんど予算を必要としない。この点からも、継続的なマスコミに対するコミュニケーションが必然であることは理解いただけるだろう。マスコミの威力はプラス、マイナスの両方にある。だからこそ普段からのコミュニケーションが必要である。

　現代が情報過多時代ということは体感的に誰もが認識している。時代は、露出拡大から質の重視へ変化しており、より良い記事が話題になり、結果として確実に地域へ届いていく。そのために記者との関係構築、アプローチが求められる。

　記者との接点を増やす手法として、プレスリリース、記者会見・記者発表、ニュースレター配信、ファクトブック（メディア向けの会社案内）制作、記者懇談会、記者対象セミナーなどの工夫が、病院広報にも必要な時代が来ると予想される。事実、マスメディアへ露出の多い病院では「広報部」「専任の広報担当」など、広報が専門職化されて成果を上げている。

　PRの三大武器は①ニュースリリース、②ニュースレター、③ファクトブックと呼ばれる3種類のメディア向けビジネスツールだ。この3つを発信することで、自院のことを世の中に向けてPRできる。PRとはこの武器を使いこなしてこそ初めて成果が上がるもので、なかでも1番目のニュー

スリリースは、メディアに頻出している企業であれば必ず社内に専門のつくり手がいる。広報を強化するのであれば、院内においても専門職としての広報担当者が必要であろう。

(3) 広報力養成ギプスは診療を体験すること

　広報力を向上するには、自院の診療を体験することが一番である。広報する前にまずは自ら自院の強みを体験しよう。例えば、強みである診療科が「心臓血管外科」であれば、心臓血管外科手術を手術室で準備から手術終了後まで見学することが望ましい。「循環器科」であれば、カテーテル検査や治療を見学することで、広報としての伝える力も変わってくる。広報は伝える力である。

　普段忙しく、なかなか広報に協力してもらえない心臓血管外科の医師が、何時間にもおよぶ手術をし、患者を救命する姿を目の前で見ると、医師への思いや関わり方も変わってくる。臨場感のある良い記事が書けるようにもなる。

(4) 患者さんを集める前に地域を知れ

　広報担当者が事務職同様に、院内ばかりをフィールドにするのは勧められない。広報の大きな役割は、いかに地域とコミュニケーションをとって自院を伝えるかにある。そのためには地域を知らなければ、コミュニケーションはとれない。自院が地域に存在する意義や多くの貢献をすることができるのも、地域あってこそである。

　ある医師が、「大学病院にいた頃は自分のやりたい医療だけを追求してきた。親の開業する病院を継いで院長となり初めてわかったことは、自分が行いたい医療と地域が望む医療が必ずしも一致しないということだ」と話していた。地域医療に貢献するのであれば、患者さんや地域の生活者と

の十分な対話が必要である。そうした面からも、病院の広報は地域と自院との双方向コミュニケーションの良い手段だと語ってくれた。
　どんなゴッドハンドを持つ医師であっても地域が望まなければ、その腕は発揮できない。病院は地域に支えられて存在していることは間違いない。
　地域における、患者の疾患数は統計的に示されており、ある程度決まっている。広報活動では患者を増やすことはできない。できるとすれば、他の病院ではなく、患者さんに自院を選択してもらうことである。
　広報による情報公開で、より多くの地域の方が自院を理解して、命を預けてもよいと判断した結果が広報の効果である。つまり、命の選択をする一要因になった広報の責任は重いということにもなる。脚色のない事実を伝え、その内容が地域や社会に重要な話題でニュース性があれば、新聞やテレビ、ラジオなどのマスメディアに報道され、多くに知らされることになる。それほど、広報は影響力がある仕事であると思ってほしい。院内の素晴らしい成果を引き出して、地域や社会に伝えることが、患者さんや生活者に利益をもたらし、結果的に自院の患者が増えることになる。

3. 患者の記憶に訴える広報活動

(1) 生活者の脳内市場に働きかけなさい

　病院マーケティングにおける「市場」とは「医療や医療サービスを利用しようとしている、あるいは今後、受診する見込みのある個人や組織の集まり」と定義できる。

　例えば、かかりつけ医で治療を受けている循環器科患者を「顕在市場」、検診により病気が発見される可能性がある個人や集団を「潜在市場」とすることができる。

　筆者は講演で「脳内市場」という言葉をよく使う。人の行動すべてをコントロールしているのが脳であるため、「脳内市場」と表現しているが、病院広報はこの「脳内市場」に働きかけることが重要と考える。

　受診するか否かは個人の判断であり、その判断は脳内で行われている。実は、患者を集めるポイントは、一人ひとりの脳に訴えかけ、記憶させる仕掛けや仕組みをつくることだ。商品の購買行動を起こさせる、テレビコマーシャルや何度となく掲載される雑誌広告などによる、ある種の継続学習による記憶である。脳に記憶されることが、行動に結びつく。

　また、大脳は左脳と右脳に区別される。左脳は客観的要素である事実、理論、理性を司る機能がある。右脳は感情、感覚を司る機能がある。医師の説明などは左脳で受け止められ、医師の態度などは右脳で捉えられる。人がカバンなどの商品を好む要素、つまりブランディングは主観的な要素で感覚、感情で左右され、大脳では右脳で判断される。医師の説明や、それを裏付けるデータで患者さんが十分に納得し、院内の清潔感やデザイン、職員の笑顔などが良いと感じると、より自身の好みとして深く記憶される。

脳のこのような働きから脳内に仮想の市場である「脳内市場」があると仮定して、市場は3つに分けられるだろう。つまり、①市場のシェア、②頭のなかのシェア（知性）、③心のなかのシェア（感情）で構成され、各々に記憶される広報手段を考えることが重要である。

　そうであるならば、広報は特別な活動ではなく、病院活動そのものであり、医師を含む職員すべてが広報媒体といっても過言ではない。患者が集まらないのは病院全体の日常のあり方にも問題があると考えていただくとよい。

　それでは、広報誌にそれを組み込むとしたら、表紙は笑顔が溢れる職員の顔にする。笑顔は感情に働きかける。特集ページはEBM（根拠に基づく医療）に裏付けられた医師からの疾患に関する特集。これは知性に働きかける。同時に知性や感情に伝わるページもイメージして作成することが重要である。広報誌の発行が継続されると、広報誌が病院や医師などと結びついてくる。広報誌を見ると○○病院というようにである。ブランディングは病院がつくり出すのではなく、相手側である患者や生活者の知性と感情がつくり出す強力なイメージである。

（2）アンカーリング

　次のフレーズで、どのような商品や番組を思い浮かべるだろうか。①「スカッとさわやか」、②「やめられない、止まらない」、③「お魚くわえたドラ猫〜♪」。さて、頭のなかに何が浮かんだか。何も浮かばないという方は、年齢が若いかテレビを見たことがない方である。答えは、①コカ・コーラ、②かっぱえびせん、③サザエさん。このように、何かがキーになり、会社や商品と結びつくことを、コミュニケーション心理学のNLP（Neuro-Linguistic Programming）、神経言語プログラミングでは「アンカーリング」と呼んでいる。

§1 病院あっての経営から患者・地域あっての経営への広報視点

アンカーリングという言葉は船舶用語で、船を錨につなぐことを指す。印象に残った言葉やものが、その後の判断に影響を及ぼすというものである。同様に言語や記号の意味を思い出そうとしたときに結びついている記憶が呼び起されることもある。

例えばスウォッシュマークを見てナイキを思い出したり、ジョーズのサウンドトラックを聞いたときに、不気味なサメを思い浮かべる。製薬会社のCMにも見られるように、「ファイト一発」「くしゃみ3回」、最近はビートたけし、木村拓哉と戦国武将を結びつけ、さらに松嶋菜々子とインパクトの強いピンクの新車。半沢直樹＝倍返し＝倍返しまんじゅうが売り切れ！ 皆さんも心当たりがあると思う。

ある患者さんは、手が痺れて痛いときに、病院の広報誌を思い出した。病院広報のキャラクターや広報誌名で病院と結びつき、専門医の記事を思い出し、その後、専門医を受診した。広報誌や広報イベントを継続するのは、自院の診療などを知らせることにある。その結果、患者さん自身がいざというときに自院を選択していただくためである。記憶は広報にとって重要なターゲットポイントである。

（3）記憶とイメージ

「スカッとさわやか」は、CMによって「目」「耳」で記憶する。飲んだ経験があれば「味覚」「嗅覚」、ビンや缶の「触覚」、さらにシンクロして赤のイメージカラーが浮かぶ。つまり、五感で捉えていることになる。初めてこのCMを見たり、聞いたりしても、商品とは結びつかない。五感が捉えたイメージが、商品と結びついている証拠である。この結びつきは強力である。「吉野家」＝「牛丼」、「牛丼」＝「吉野家」のような強力なイメージがある。「吉野家」に五感が結びついたために、牛丼以外の商品を開発してもこれまでのような売り上げはない。

広告では、商品とイメージを結びつけることによって、イメージをアップさせる手法が多く使われている。つまり、広告は仕組まれているのである。テレビCMには、好感度の高い俳優、人気スポーツ選手、売れっ子アイドル、流行のキャラクターなどが登場する。これも商品とは関連のないことが多い。例えば、アイドルとアイスクリームに関連性はないし、スポーツ選手とパソコンにも関連性はない。

　なぜ広告では、商品と関連のない有名人をCMに起用するのだろうか。この手のCMの目的は、商品と有名人の間に関連性があろうがなかろうが、商品のイメージをアップさせることにある。広告主は、有名人の好ましいイメージを商品と結びつけ、意図的に商品イメージをつくり上げることにある。直接関係がなくとも、人間の脳はイメージと商品を勝手に結びつける傾向がある。クマモンはどの商品と結びついても、熊本にたどり着く。さて、皆さんも広報活動で患者を集めるイメージが湧いてきただろうか。

（4）心に種をまく

　広報イベントで人を集めて自院の医療を伝える。参加者が病院を利用するとき（病気）になったら自院に来院していただき受診となる。「伝える」とか「相手にメッセージを送る」ということは、広報をすると大変なことだと気づく。こちらの思いを伝えたら、受け止めていただくというのが広報コミュニケーションであり、人間関係である。常々反省をしているが、「伝える」ことと「受け止める」こと、どちらが大変かというと「受け止める」ことだと思う。広報も発信ばかりで「受け止める側のほうがエネルギーを必要とする」ことを理解しなければコミュニケーションにはならない。病院には多くの専門家がおり、伝える力を持っている。ただ、伝えたつもりでいることが、実はほとんどである。

　私は長年「広報」に携わっているが、「伝える」ことは難しい。事実、こ

§1 病院あっての経営から患者・地域あっての経営への広報視点

の原稿を書いていながら胃が痛くなってきた。伝えたいのに伝えられない。修行のようである。多くの病院の管理職が自院は地域に知られていると思っていると思う。その思い込みが原因で、患者が集まらないとは思っていない。まして、危機感がないのは問題である。そんな病院の会議は一方的な報告だけで、伝えようとは思っていない。会議では質問も議論も生じないほど、実は無関心なのである。話を戻すと「伝える」とか「相手にメッセージを送る」ということは、大げさであるが、覚悟が必要である。

　世界で最も古くお手本として学ぶべき広報活動は何かと考えると、それは宗教の伝道(布教)活動である。聖書の最初の言葉に「まず言葉があった。すべての物事の原点は言葉から」とある。言葉は何のためにあるのか。仕事をとってみても、まずは言葉により指示されることから始まる。言葉は自分たちの行動を起こすためにある。そして行動を続けていくと習慣が生まれ、習慣を続けると人格が生じ、組織に文化が生じてくる。言葉が行動、習慣、人格、文化を創り出す。まずは言葉で伝えていこう。

　また、多くのビジネス書で紹介されている言葉がある。
「思いの種をまき、行動を刈り取り」「行動の種をまいて習慣を刈り取る」
「習慣の種をまき、人格を刈り取り」「人格の種をまいて人生を刈り取る」

(サミュエル・スマイルズ)

　まかない種は収穫できない。今刈り取っているもの(現状)に不満があるなら、違う種をまく以外にない。広報活動はあなたの病院の最初の行動のきっかけである。継続することで、理念や医療サービスが良い種であれば、必ず多くの患者が集まる。そして、行動する前に役に立つ質問がある。
「われわれの使命は何か?」「われわれの顧客は誰か?」「顧客にとっての価値は何か?」「われわれの成果は何か?」「われわれの計画は何か?」

(『非営利組織の成果重視マネジメント』P・F・ドラッカー、G・Jスターン編著/ダイヤモンド社より)

さらに「何を行うか」を問うだけでは、問題の一面を取り上げたにすぎない。「いつ行うか」、そして「何を」「いつ」「どこで」「誰が」「どのような理由で」「どのように行うか」。そんな5W1Hが決まれば、明日から広報活動はスタートできる。
　第2～3章では、2つの広報実践事例をそれぞれ紹介するので参考にしていただきたい。

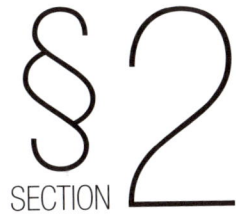

実践事例①
地域連携における広報

多摩大学医療・介護ソリューション研究所フェロー
大塚光宏

1.「信頼関係」を構築するための「場」と「コミュニケーション」

(1) 連携に必要なもの

　医療機関にとって、「病病連携」、「病診連携」のみならず「医療・介護連携」そして「地域包括ケア」までもが重要な経営戦略として位置づけられるなか、全国各地でさまざまな地域連携に関する取り組みが行われている。自院以外の施設との連携をいかに促進するか日々思考錯誤しているのである。

　自院以外の施設との連携を促進するために、何が必要であろうか？ 施設同士の連携は、今日明日、突然できあがるわけではなく、時間をかけて人と人との"つながり"をつくることが重要である。そして、人と人との"つながり"には、「信頼関係」が必要である。

　それでは、「信頼関係」を築くためには、何が必要であろうか？ 例えば、部下と上司、生徒と先生、妻と夫などにも「信頼関係」が必要である。「信頼関係」は、部下と上司であれば"職場"、生徒と先生であれば"学校"、妻と夫であれば"家庭"といったそれぞれの「場」において、互いの関係性を良好に保つために必要である。そして、それぞれの「場」において、会話やメール、手紙（書面）などのやり取りを通して、双方向に「コミュニケーション」を行い、お互いの理解を進めることで「信頼関係」を構築することができる。

　以上のことから、次のようにまとめることができる。

　連携は、人と人との"つながり"が重要であり、つながるための「場」をつくり、それぞれの「場」において双方向に「コミュニケーション」を行う

ことで、お互いの理解を進めることができ、「信頼関係」を構築することができる。

```
連携  ＝  人と人との"つながり"
     ＝  「場づくり」 × 「双方向コミュニケーション」
     ＝  信頼関係
```

（２）連携と広報の関わり

　広報とは、「自分たちの活動を広く報せること」である。また、広告と広報の違いをひと言で説明すると、広告は一方通行のコミュニケーションであるのに対し、広報は双方向のコミュニケーションである。つまり、広報は「双方向のコミュニケーションを通して、自分たちの活動を広く報せること」である。

```
広報  ＝  「双方向コミュニケーション」 × 「広く報せる」
```

　連携においても広報においても「双方向コミュニケーション」が必要であり、互いに密接な関係があることがわかる。
　地域連携を促進するために、地域連携担当者等は、広報の特性を理解し、目的に対し適切な広報ツールを開発することが求められる。

2. 地域連携の変遷

　ここでは、連携と広報の関わりを理解するために、ここ10年強の地域連携に関する変遷を振り返ってみる。

（1）競争から協奏の時代へ
　地域連携の変遷を診療報酬改定に沿って俯瞰(ふかん)する。
「地域連携」という言葉が医療機関の間でよく使われるようになったのは、2000（平成12）年4月の診療報酬改定以降である。診療報酬に地域連携を評価する項目が追加され、全国の急性期病院に地域連携室を設置する動きが加速した。これより前の時代は、プライマリーケアから急性期、回復期、慢性期までを自院ですべて診る自己完結型医療の時代、つまり互いの医療機関が"競争"をしていた。2000年の診療報酬改定により、診療所などのプライマリーケアを担う医療機関から急性期医療を担う病院への紹介を評価する点数が付けられ、プライマリーケアと急性期医療との機能分化と医療機関間の連携が推進された。

　一人の患者を複数の医療機関で診療する地域完結型医療の時代であり、協力して音楽を奏でる"協奏"の時代の幕開けと言える（**図1**）。

（2）デュオ・連弾からアンサンブルの時代へ
　2000（平成12）年の診療報酬改定以降、約10年をかけて医療機関同士の前方連携・後方連携が促進され、各地域に地域連携ネットワークが構築されていくことになった。

　この時代の「地域連携」を定義すると、「患者が最善の医療サービスを受

図1 競争から協奏へ

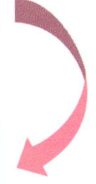

けるために、地域の医療サービス提供者の役割分担を明確にし、顔の見えるネットワークを構築することで、切れ目のない医療サービスを提供することを目的とする」と言うことができる。

2010(平成22)年の診療報酬改定により、医療機関と介護支援専門員(ケアマネジャー)との連携を評価する報酬が新設されるなど、医療と介護の連携を意識する大きなきっかけとなった。地域完結型医療を音楽にたとえると、それまでの医療と医療の"デュオ・連弾"から、医療と介護の連携は複数の楽器による"アンサンブル"になったと言える(**図2**)。

(3) アンサンブルからオーケストラの時代へ

さらに次に求められる「地域連携」を定義すると、「患者が最善の医療・介護サービスを受けるために、地域の医療・介護サービス提供者の役割分担を明確にし、顔の見えるネットワークを構築することで、切れ目のない医療・介護サービスを提供することを目的とする」と言うことができる。

2012(平成24)年4月の診療報酬改定では、「地域包括ケア」という言葉が多く使われるようになった。厚生労働省は、「地域包括ケアシステムについて」の資料のなかで「地域包括ケア」を実現するため、5つの視点「医療との連携強化」「介護サービスの充実強化」「予防の推進」「見守り、配食、

図2　デュオ・連弾からアンサンブルへ

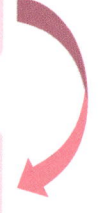

地域完結型医療
■医療の高度化・専門性UP
■機能分化・役割分担
■協奏の時代（デュオ）

医療・介護連携
■医療・介護の役割分担と連携
■循環型地域連携
■協奏の時代（アンサンブル）

買い物など多様な生活支援サービスの確保や権利擁護など」「高齢者になっても住み続けることのできるバリアフリーの高齢者住まいの整備」を包括的かつ継続的に提供する必要があると説明している。

　この5つの視点を包括的かつ継続的に提供するためには、医療と介護の連携だけでは実現できない。厚生労働省は、同じ資料のなかで人的連携の視点として、「医療」「介護」「生活支援サービス」「福祉・権利擁護等」に携わる多くの専門職との人的連携が必要だと説明している。

　医療・介護連携を"アンサンブル"の協奏にたとえると、「地域包括ケア」は生活・住まいの確保を含むあらゆる専門職との連携が必要な時代であり、あらゆる楽器との協奏、つまり"オーケストラ"の音楽隊による協奏が求められると言える（図3）。

（4）協奏から共創の時代へ

　オーケストラの協奏である「地域包括ケア」を実現するためには、自院・自施設だけがよければいいという考え方を捨てる必要がある。他国での商いを成功させた近江商人の家訓に「三方よし」という言葉がある。三方とは、「買い手」「売り手」「世間」のことである。「買い手」「売り手」とあわせて「世間」もよしとした点が重要なポイントである。他国で商いをする近江商人

図3　アンサンブルからオーケストラへ

は、当初、地元民にとっては疎ましい存在のはずである。その近江商人が「世間」よしと言っていることを知れば、地元民としても気分が悪いはずはない。こうして近江商人は地元民の信頼を得て、商いを成功させることができた。

　地域連携に当てはめると、「買い手」は「利用者」、「売り手」は「サービス提供者」、「世間」を「地域」と言い換えることができる。これからの地域包括ケア時代においては、一人勝ちのWINではなく、三方よしの精神、つまりWIN-WIN-WINを目指すことが大切である。「地域」がWINになれば、安心できる生活・安心の住まいを確保することができ、その地域に住みたいと思える「まち」をつくることができる。

　今後の地域連携は、地域包括ケアからまちづくりまでを見据えた活動が重要であり、多職種、異業種を巻き込み、その「まち」に存在するあらゆる資源との連携が必要である。つまり、それは「共にまちをつくる」ことであり、地域包括ケアの時代とは"共創（きょうそう）"の時代と言える（**図4**）。

　さらに、この時代の「地域連携」を定義すると、「患者がその地域で暮らすうえで、あらゆるコンテンツ（個々の資源）がコンテクスト（連続した資源）として協奏（連携）することで、安心して元気に暮らせる地域（まち）を共創することを目的とする」と言うことができる。

図4　協奏から共創へ

```
地域包括ケア
■異業種・多職種の役割分担と連携
■ネットワーク型地域連携
■協奏の時代（オーケストラ）

まちづくり
■トータル・ライフ・サポート
■魅力ある暮らし・生活
■共創（デザイン）の時代
```

3. これからの地域連携室の広報活動──事例紹介

(1) 地域連携における広報の活用

　地域包括ケアを実現する時代に、WIN-WIN-WINの地域連携が必要なことは前述の通りである。そして、多職種、異業種との信頼関係を構築するために、連携の対象が拡大し、コミュニケーションの場面も増大するなか、従来の広報ツールである広報誌やホームページなどを最大限に活用するだけではなく、みんなが参加する「場」をつくり、双方向のコミュニケーションを可能とする仕組みづくりを行うことが求められる。つまり、自院・自施設による自院・自施設のための広報活動から、みんなが参加できる、WIN-WIN-WINの広報の場づくりが重要となってくる。

　以下、地域連携における広報の活用事例を紹介する。

〈事例1〉　ベイエリア連携の会

◆コミュニケーション対象

　千葉県市川市、千葉県浦安市、東京都江戸川区、東京都江東区等で地域連携に関する業務を担当している実務者。

◆活動内容

　「ベイエリア連携の会」は、筆者と葛西昌医会病院（当時、葛西循環器脳神経外科病院。江戸川区）の地域連携室の村瀬恵子氏との「地域連携の会をつくりたいですよね」という何気ない会話から発足した。地域完結型医療、地域包括ケアを実現するうえで、地域連携実務者を対象とした会を立ち上げる意義は大きいとの共通認識を持っていた二人が、活動の場が東京都江戸川区と千葉県市川市という違いはあった

が、江戸川を挟んで隣接した地域であることも功を奏し一緒に立ち上げを行った。

　立ち上げに際し、規程を作成して会の目的を明確化した。当会のミッションは、地域連携実務者による地域連携実務者のための会ではなく、地域に貢献し、社会的責任を果たすことであると考えている。これを踏まえ、「ベイエリア連携の会規程」第2条に目的、第3条に事業を下記のように明記した。

(目的)
第2条　連携の会は、下記内容を開催目的とする。
(1)連携ネットワークの構築、連携担当者の資質向上と後進の育成。
(2)地域とのコミュニケーションの実施。
(3)社会的責任(以下、CSR)の実施。

　第2条の(1)連携ネットワークの構築、連携担当者の資質向上と後進の育成が主となる目的であるが、地域連携実務者による地域連携実務者のための会で終わらせないため、(2)地域とのコミュニケーションの実施、(3)CSRの実施を盛り込んでいる。

　地域住民、地域自治体、地域の民間病院など地域と双方向にコミュニケーションを行うことで、地域に貢献し、CSRを果たしたいと考えている。

　現在の活動は、(1)を中心に行っているので紹介する。

　開催は隔月で、主な対象エリアは、千葉県市川市、千葉県浦安市、東京都江戸川区、東京都江東区など幅広い地域から参加者が集まっている。参加施設と参加職種だが、当初より地域包括ケアの実現を見据え、医療関係者のみではなく多種類の施設、多職種の方に参加を呼びかけている(**表1**)。

§2 実践事例① 地域連携における広報

表1 参加施設の種類と参加職種

参加施設の種類	病院(急性期、回復期、療養型)、診療所(在宅、精神科)、介護老人保健施設、地域包括支援センター、居宅介護支援事業所、訪問看護、訪問介護、介護付有料老人ホーム、大学
参加職種	事務、MSW、PT、OT、介護支援専門員、看護師、保健師、社会福祉士、精神保健福祉士、介護福祉士、大学事務

　1年目の2010年度は、今後の活動方針を定める意味もあり、当該地域の問題意識の共有を行い、2年目の2011(平成23)年度からは、お互いの施設を知るために、施設見学、施設の紹介プレゼンテーションの機会を設けている。2012年度の活動は**表2**の通り。

表2　2012年度の活動内容

開催月	開催場所	内容
4月	東京都江戸川区	・施設紹介プレゼンテーション(2施設) 「訪問看護ステーション」「診療所」 ・診療報酬、介護報酬同時改定の情報共有
6月	東京都江戸川区	・施設紹介プレゼンテーション(2施設) 「地域包括支援センター」「病院」
8月	千葉県浦安市	・病院見学および病院紹介プレゼンテーション ・行政の役割と機能(3施設) 「警察署」「消防」「市役所」
10月	東京都江戸川区	・講演会「認知症について」 ・司法書士相談会 「独居・身寄りなしの患者さんの困難事例の支援対策」
12月	東京都江東区	・病院見学および病院紹介プレゼンテーション
2月	東京都江戸川区	・講演会「精神科パス～精神科医療の質向上へ向けて～」

◆広報効果

　顔をあわせて双方向のコミュニケーションを行うことで、在宅でのリハビリテーションに力を入れている施設、精神科救急に力を入れて

いる施設、できないことがほとんどない訪問看護ステーション、在宅医療に強い診療所など、当該地域以外の社会資源についての情報交換など、ネットワークが実際の業務に役立っている。また、施設見学、施設紹介のプレゼンテーションは、自施設を広報する「場」でもあり、実際に参加者の施設同士で紹介、逆紹介が盛んになるなどの効果が見られている。

今後は、地域とのコミュニケーションも行い、「ベイエリア連携の会」が地域住民を対象とした双方向コミュニケーション、つまり広報活動を目指していく予定である。

〈事例2〉 市川市連携実務者会議

◆コミュニケーション対象

千葉県市川市内の連携実務者。

◆活動内容

2012年度、厚生労働省の施策の1つである「在宅医療連携拠点事業」に千葉県市川市が事業実施者として指定された。この年、市川市が主体となり「市川市医療ソーシャルワーカー連絡会議」が新設され、市川市内の病院の医療ソーシャルワーカーや連携担当事務員が集まり、グループワークなどを通じて、市川市内の連携の問題点などを共有した。2年目の2013（平成25）年度も継続して開催されており、2013年9月からは世話人を設定し、世話人を主体に会議を運営している。

今後は、参加者の声を聞きながら、日常業務に役立つように、施設見学、施設紹介のプレゼンテーション、グループワークなどを中心に活動を進めていく予定である。

◆広報効果

「ベイエリア連携の会」と同様に、施設見学、施設紹介のプレゼンテーションは自施設を広報する「場」でもある。また、情報を共有するシートを共通化することで、双方向コミュニケーションをよりスムーズに進める効果がある。

行政担当者と直接顔を合わせ、情報共有や議論を行うことで、公的な立場での広報効果も期待することができる。

〈事例3〉　いちかわ医療・介護"いきいき"プロジェクト

◆コミュニケーション対象

千葉県市川市内の医療・介護従事者。

◆活動内容

「ES(Employee Satisfaction／従業員満足)なくして、CS(Customer Satisfaction／顧客満足)なし」の考えのもと、ある市を1つの組織として考えると、市内で医療・介護分野に従事する人は、市の従業員と見なすことができる。顧客は市民であり、「市内で医療・介護分野に従事する人の満足なくして、市民の医療・介護サービスに対する満足はなし」と言い換えることができる。

ここでは、前述の考えを基本とし、市川市内で医療・介護分野に従事する人を"いきいき"とした人材にするために行っているプロジェクトを紹介する。

市川市内の医療ネットワークのキーパーソンである連携実務者と、介護ネットワークのキーパーソンである介護支援専門員にアンケートを行った結果、「情報共有」「コミュニケーション促進」「互いの理解」の3項目が、連携促進のために必要な要素であることがわかった。そ

こで、上記の要素を実現するために、次の3つを"いきいき"ツール（**図5**）と名付け運用することとした。「情報共有」に対しては「ポータルサイト（情報共有のためのホームページ）」、「コミュニケーション促進」に対しては「地域SNS」、「互いの理解」に対しては「研修会」を立ち上げた。

図5　"いきいき"ツール

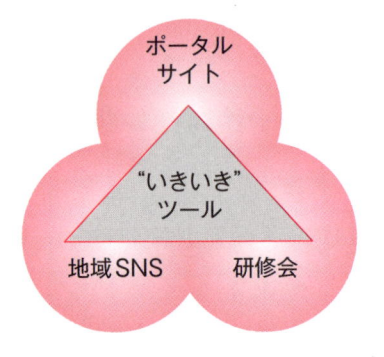

　「ポータルサイト」（**図6**）は、新卒で就職した連携担当事務や市川市に引っ越してきた介護支援専門員が、このサイトを閲覧すれば仕事に役立ち、仕事に関係する情報を取得するために便利なサイトを目指して作成中だ。コンテンツは、「制度情報」「社会資源マップ」「研修会の案内」などを予定し、「情報共有」の促進を目指す。

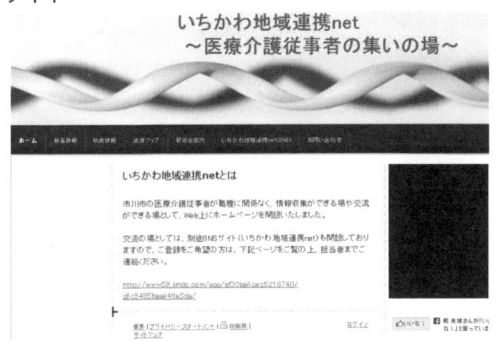

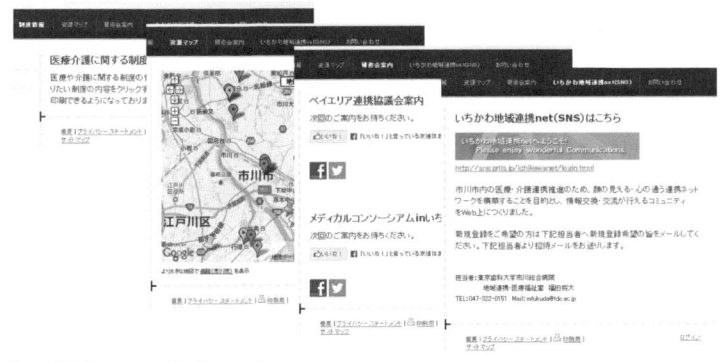

§2 実践事例① 地域連携における広報

図6 ポータルサイト

URL：http://ichikawa-net.jimdo.com/

　「地域SNS」は、Web上で医療・介護従事者がコミュニケーションを取れるように独自のSNSサイトを立ち上げた（**図7**）。実際の業務に役立つように招待制かつ実名で登録を行い、コミュニケーションの促進を図っている。
　招待制のため、仕事に関する投稿、相談、意見交換を安心して行うことができ、実名を使うことによってWeb上だけではなくリアルに連携することができる。

図7　SNS（Social Networking Service）

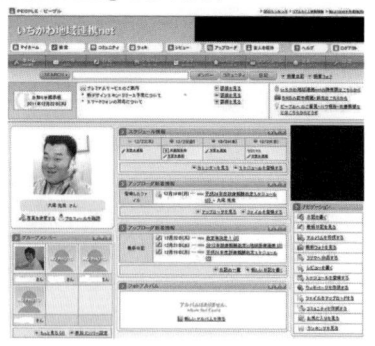

　「研修会」は、特定非営利活動（NPO）法人メディカルコンソーシアムネットワークグループの協力のもと、年4回の開催を予定しスタートした（図8）。コンセプトは、医療・介護従事者などが"参加し"、"学び"、"つながる"ための「場」の提供である。顔を合わせて、共に勉強することで、互いにスキルアップし、互いの理解を深めることを目指している。

　毎回著名な演者を招聘し、市川市内で開催することで、仕事が終わった後でも気軽に参加できるようにしている。

図8　NPOホームページ

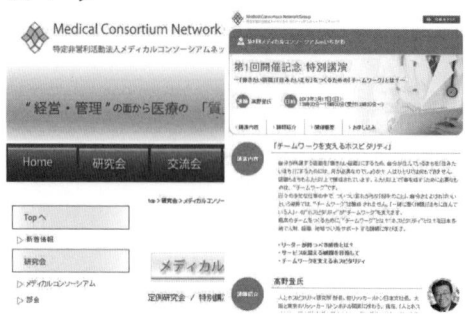

URL：http://www.safetynet.jp/

◆広報効果

　3つの"いきいき"ツールに共通するのは、つながるための「場」であると同時に、みんなの広報の「場」であることだ。

　ポータルサイトは、資源マップなどを通して、ポータルサイトを閲覧するすべての人がターゲットとする広報が可能である。

　SNS上では、実務者にターゲットを絞った広報が可能であり、より詳細な情報を掲載し、実務者に伝えることでより深い広報効果が期待できる。

　研修会では、直接顔を合わせることができ、直接的に広報できる場として利用できる。

(2) まとめ

　広報誌、ホームページなど従来からある広報ツールは、もちろん連携促進ツールとして活用できるが、双方向コミュニケーションの促進を広報と捉えると、連携の会、ポータルサイト、SNS、研修会などさまざまな活動を通じて連携促進を行うことが可能となる。

　今後、地域連携実務者にとって、広報に関する知識は必須と言える。

§3
SECTION

実践事例②
イベントで創造する未来の患者

社会医療法人敬和会大分岡病院広報
有田円香

1. 未来の患者を集めるために

(1) 一般市民を対象とするイベント

　大分県大分市にある社会医療法人敬和会大分岡病院(診療科23科・231床の2次救急指定病院)では、年にいくつかの一般市民を対象にしたイベントを行っている。そのなかで、広報が事務局となって企画、運営に携わるのは、当院の柱の1つである心血管センターのイベントと、夏休みに小学生を対象に行う病院探検ツアーである。

　心血管センターのイベントは、1月に開催する「ハートアタック救命教室」、5月17日の高血圧の日にちなんだ「高血圧の日市民公開講座」、そして世界心臓連合が毎年9月29日を世界ハートの日と制定したことにちなんだ「世界ハートの日市民公開講座」と年に3回ある。夏休みには、約20名の小学4〜6年生を募集して「夏休みだ！　病院探検ツアーin大分岡病院」を開催する。1年を通してコンスタントに、一般市民を対象とした大きなイベントを行っている。

(2) 広報に即効性はない

　患者や地域社会などに対して、安全安心な医療サービスを提供することは、病院の当然の責務である。また、市民公開講座などのイベントを通して、市民の病気に対する理解を深め、関心を高めることをサポートするのも大切な役割だ。当院のような社会医療法人はなおのこと、病院の社会的責任＝HSR(Hospital Social Responsibility)を果たす義務がある。

　イベントを行う効果としては、病院や診療科、医師やスタッフなどの認知度がアップし、病院の"ファン"を獲得できるということが挙げられる

§3 実践事例② イベントで創造する未来の患者

だろう。病気のサインや予防、治療についての知識を広く伝え、市民とのふれあいを大切にする病院に、「未来の患者」は集まる。イベントや広報活動の先にあるのは、「未来の患者」の創造だ。

ところが、「イベントを開催したからといって、患者さんが増えたというデータは表れない」と言及されることも多い。これは、広報が常に浴びせられる言葉で、どの病院においてもそうだと思う。

広報効果に即効性は期待できない。イベントの翌日に外来患者があふれるなどということは、まず考えにくい。だが、確実にファンは増える。一度ついたファンを逃さないために、広報活動は打ち上げ花火ではなく、継続することが重要となる。

(3) 集客に全力

企画、出演者（講演者）交渉、会場予約、院内協力の調整、チラシ作成、集客、当日の運営など、広報がイベントで手掛ける仕事は多岐にわたる。特に、我々が難航するのが会場予約だ。当院がある大分市では、数百人を収容できる広さの会場が少なく、予約は1年半前から。しかも抽選の場合が多い。会場予約する際には、ある程度のイベントの内容、出演者、目玉などを固めておく必要があるので、仕込みは1年半前から始まっている。

そして、もっともエネルギーが必要なのが集客活動。予算も、人の手もかかるイベントが、ふたを開けたら参加者がガラガラでは、元も子もない。集客については後述するが、集客活動は戦略のもとに行う。今のところ、開催しているすべてのイベントで目標来場数を上回る数を確保している。エネルギーもいるが、イベント開始前に待ちわびるお客さんの列や「素敵な企画をありがとう。また来年も楽しみにしています」など、アンケートに書かれた言葉を見ると、新たなエネルギーをいただける。広報の醍醐味は集客にあるといっても過言ではない。

2. イベントはドラマだ！
——世界ハートの日市民公開講座

（1）世界ハートの日市民公開講座

　市民を対象にしたイベントで最も大規模なものが「世界ハートの日市民公開講座」である。世界心臓連合（World Heart Federation、本部：スイス・ジュネーブ）が2000（平成12）年に、9月の最終日曜日を「世界ハートの日」とし、高血圧、糖尿病、喫煙など、心臓病を引き起こし進行させる危険因子を排除して、心臓血管病予防を奨励する日と定めた。

　2011（平成23）年からは9月29日を「世界ハートの日」として、その日を中心に各地でフォーラムやイベントが開催されている。日本では、ワールド・ハート・デー連絡協議会という団体が、健康ハートウォークや講演会を催しているようだ（参照：ワールド・ハート・デー連絡協議会、http://www.world-heart-day.jp/）。

　当院は2011（平成23）年より、この「世界ハートの日」にちなみ、市民公開講座を開催している。病院のCSR活動の一環というのはもちろんだが、この「世界ハートの日」に着目した理由は、1つ目に2011年に心血管センターが開設5周年の節目を迎えたこと。2つ目として、循環器科と心臓血管外科がチームで治療を行い、医師の数も充実している一方で症例数が伸び悩んでいたこと。伸び悩みの原因には、近隣に循環器科クリニックが増えたことや、新築した病院に患者が流れたこと、そして、市民だけでなく他院の医師でさえ、当院の「心血管センター」を知らない方もいるという、知名度の低さが背景にあった。

　2011年に「第1回世界ハートの日市民公開講座」を、2012（平成24）年

§3 実践事例② イベントで創造する未来の患者

に「第2回」を行った。特別講演には心臓病治療専門の大学教授や、県内在住の著名な住職に「心の健康」と題した講演をお願いした。もちろん、当院の心血管センターの医師らが心臓病の予防や最新の手術などに関する講演を行い、最後は地元で活躍するアーティストによる「ハートフルコンサート」で締めくくる。来場者とスタッフ全員でなじみの曲を口ずさみながら、毎回、和やかな雰囲気のなかで終了している(図1)。

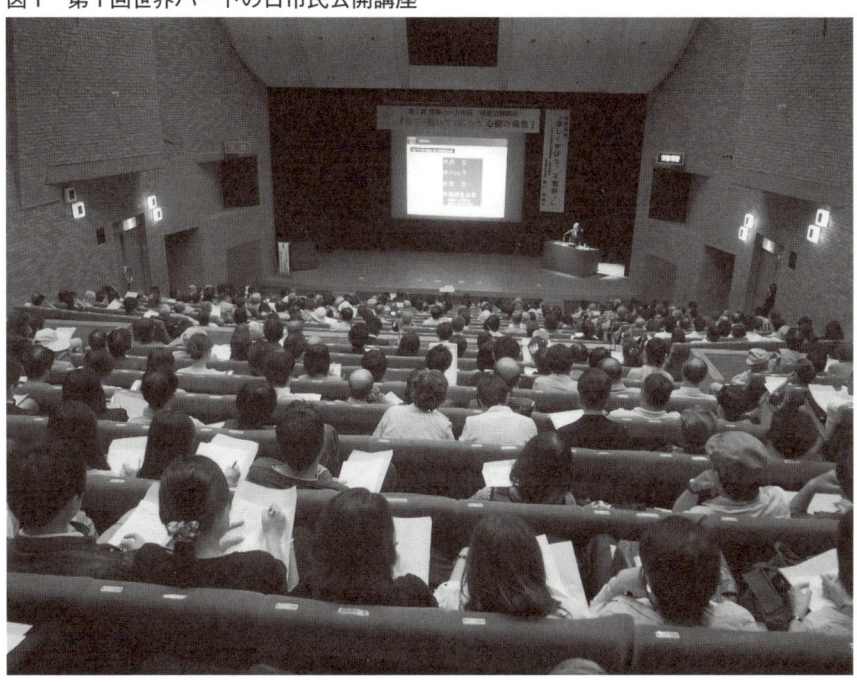

図1　第1回世界ハートの日市民公開講座

(2) 広報活動と効果測定──第1回世界ハートの日市民公開講座から

　2011年、2012年の2回とも、収容人数500名の会場を埋め尽くす来場者に恵まれた。ここで、2011年の「第1回世界ハートの日市民公開講座」の広報活動と、イベントにおける効果測定について紹介したい。

広報活動に使用したチラシは8,000枚。連携病院、クリニック、介護施設、医師たちが過去に講演したことがある企業、公民館、保健センター、保健所、商工会議所、医療系専門学校、商店街、温泉施設、スーパー、生命保険会社などに配布した。

生命保険会社は飛び込みで訪問しても、病院との関係が深いこともあり、どこも協力的であった。顧客に少しでも役立つ情報を伝える営業マンを育成するため、保険会社は医療や病気の知識習得に力を入れているということを話す支社長や、「高度先進医療の特約保険」を勧誘する割に、営業マンはその医療器械を見たことがないと漏らす支社長もいた。後日、この生命保険会社の方々を招いた「見学ツアー」を当院で行うに至った。

メディア対策としては、ニュースリリースを市役所の市政記者クラブに、2度（市民公開講座の2か月前と直前）投げ込みをし、テレビ局やラジオ局に営業に出かけた（**図2**）。その結果、新聞に取材記事が掲載され、心血管センター長がラジオ出演することにつながった。

図2　ニュースリリース

報道関係各位

社会医療法人敬和会　大分岡病院心血管センター

News　Release

平成23年8月吉日

第1回　世界ハートの日市民公開講座

ハート講演会とハートフルライブ開催します！

2000年9月に世界心臓連合が「世界ハートの日」(World Heart Day)を提唱しました。心臓病と脳卒中は全世界で最も重大な死因となっており、毎年1,750万人の命が失われています。世界ハートの日は、一般の方にこれらの病気を知って頂き、高血圧、糖尿病、喫煙など心臓病を進行させる危険因子を排除して、予防に心がけることが重要であることを広めるためです。

世界ハートの日イベント実行委員会は、昨年、市民公開講座を開催し、たくさんの来場者の方から好評いただきました。さらに今年はプログラムを充実させ、楽しみながら心臓病の最新治療や予防、日頃の生活における留意点などをお話します。

1人でも多くの方に開催を知って頂きたく、ぜひ、報道のほど、よろしくお願い申し上げます。

〈お問い合わせ先〉
社会医療法人敬和会　大分岡病院
広報担当　有田　円香　✉ arita@oka-hp.com
住所：〒870-0192　大分市西鶴崎3丁目7番11号
TEL:097-522-3131(代表)　FAX:097-503-6606(直通)

広報の効果測定は、①報道された新聞記事とラジオ放送を広告料換算、②来場者のアンケート結果を元にした。新聞記事の広告料換算（**図3**）をご覧いただきたい。

通常、広告は記事下にあるが、取材記事は紙面のなかにある。

このことで、その価値はぐんと上がる。ある広告関係者によると、通常、記事下では広告費が224,000円かかるが、記事中にあることで849,000円に上がると試算された。また、広告費で168,000円かかるスペースが、記事中では566,000円に跳ね上がるとされた。ラジオ出演費に関しては、5分間の出演で70,000円かかるところが無料になった(**図4**)。

取材記事掲載とラジオ出演を、単純に広告料換算すると計1,485,000円となったが、信ぴょう性の高い新聞やラジオでの掲載は、当院に対する信頼度や知名度アップにつながり、広告料換算値以上の効果があったと思われる。

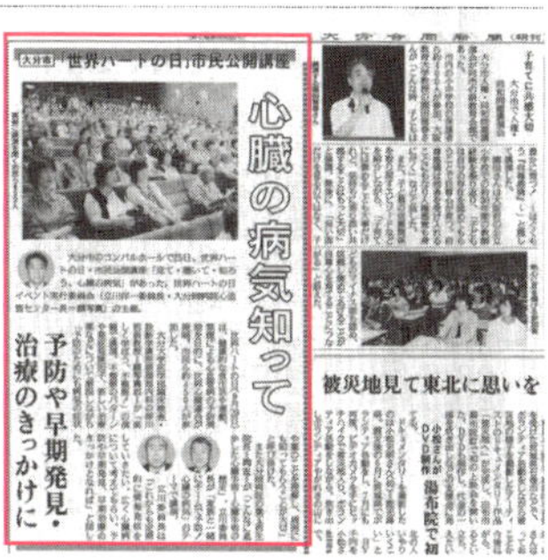

実際に市民公開講座が来場者の役に立ったのか、開催した意味があったのかを測るには、アンケートが信頼すべきツールとなる。参加者500名、回収者344名のアンケートでは1、2名をのぞき、全員が「役に立った、来年もまた参加したい」と答えた。

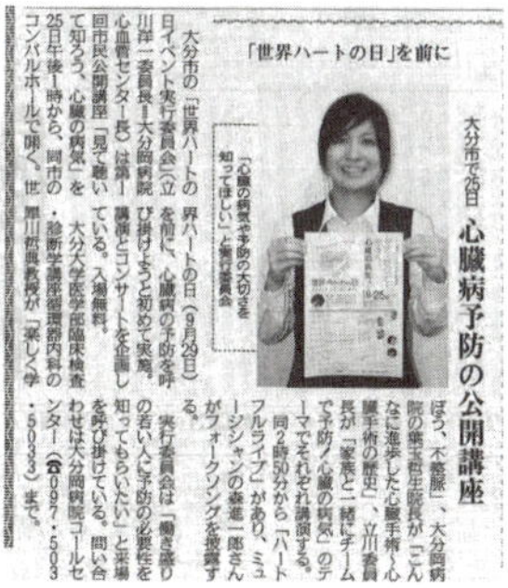

余談になるが、当院では隔月で広報誌を発行し、そのたび、記者クラブ

図3　新聞記事の広告料換算

新聞・突出広告特殊スペース換算すると……　（地方紙発行部数　22万部）

大分合同新聞朝刊　2011年9月27日（火）付

大分市「世界ハートの日」市民公開講座

心臓の病気知って

予防や早期発見・治療のきっかけに

被災地見て東北に思いを

通常2段分程度　￥224,000が

￥849,000

大分合同新聞朝刊　2011年9月22日（木）付

「世界ハートの日」を前に

大分市で25日 心臓病予防の公開講座

「心臓の病気や予防の大切さを知ってほしい」と実行委員会

大分市の「世界ハートの日」イベント実行委員会（立川洋一委員長＝大分岡病院心血管センター長）は第1回市民公開講座「見て聴いて知ろう、心臓の病気」を25日午後1時から、同市のコンパルホールで開く。

通常1、5段分程度　￥168,000が

￥566,000

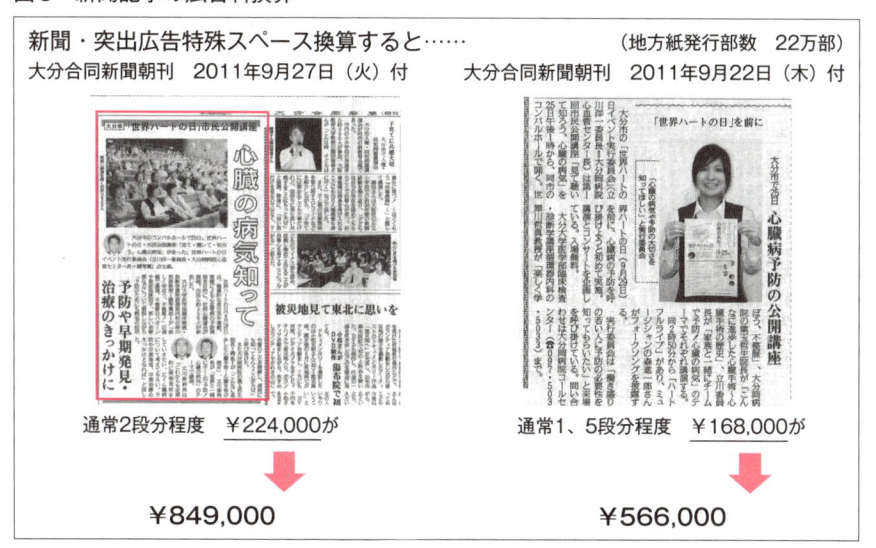

図4　ラジオ出演の広告料換算

―測定例―　OBSラジオ
「トピッカー」派遣料
通常は￥70,000　→　無料

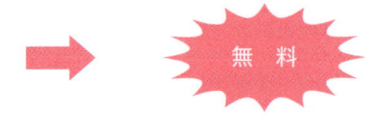

アンケート結果から※(n=344)

Q. 市民公開講座を何で知りましたか。
・ポスター・チラシ　　128
・新聞　　　　　　　　111
・口コミ　　　　　　　 49
・情報誌　　　　　　　 17
・ラジオ　　　　　　　 14
　　　　　　　　　　..など

Q. 市民公開講座は役に立ちましたか。
はい　330　　　いいえ　1

Q. また参加したいですか。
はい　328　　　いいえ　1

図5　ニュースリリースが取材につながった例（2011年）

大分合同新聞　（発行部数　22万部）
・インドネシア人女性　看護師国家試験ラストチャンス　　　　　（1月28日）
・「医療と地域つなぐ広報誌　好評3,000部に増刷」　　　　　　　（2月20日）
・おおいた医療最前線現場リポート　サイバーナイフ　　　　　　（4月2日）
・大分岡病院看護部サイトを立ち上げ　　　　　　　　　　　　　（4月13日）
・世界ハートの日市民公開講座について　　　　　　　　　　　　（9月22日・27日）
・大分岡病院　顎変形症　悩まず相談を　　　　　　　　　　　　（10月1日）
・おおいた医療最前線現場リポート　創傷ケアセンター　　　　　（10月22日）

日経産業新聞　（発行部数　13万2,000部）
・医療・介護最前線リポート　チーム医療で下肢救済　　　　　　（8月26日）

に投げ込みをしている。取材してほしいことがあるときは、広報誌にニュースリリースを付けて持参する。広報誌で取り上げた内容から、取材につながることも多く、新聞に取り上げられたケースも多い（**図5**）。

（3）2013年は「演劇仕立て」の市民公開講座！

　一方で「世界ハートの日市民公開講座」には課題も感じていた。来場者

§3 実践事例②　イベントで創造する未来の患者

が60〜80歳代と高齢者が大半を占めているということ、熱心に耳を傾け、メモを取った講演の内容がどれだけ記憶に残され、また、心臓病と無縁の方でも身近なことと捉えることができるかという疑問である。

　このような思いを払しょくするにはどうしたらよいか。心臓病は発症年齢が若年化している。来場者層も若年化を図り、早くから心臓病の予防を意識していただきたい。何気ない日常生活に心臓病をリンクさせ、より身近な病気として感じていただく必要がある。そのためには、どういうイベントにすればいいのだろうか。

　練ったあげく、2013（平成25）年は演劇仕立ての公開講座を企画した。劇中に医師の講演を行い、1つの舞台を楽しく鑑賞しながら、自然と知識が深まっていくことを狙った。とはいえ、演劇仕立ての市民公開講座を医療機関が行った前例を耳にしたことがない。まずは、実現可能かどうか、かねてからご縁があった演劇界に明るい方に相談にうかがうことにした。

　その方は、「劇団四季」や「宝塚歌劇団」に次ぐ規模の劇団、秋田に本拠地を置く「劇団わらび座」の元代表で、2013年7月20日に大分市に新しく開館した、複合総合文化交流施設ホルトホール大分の館長である。劇団わらび座の代表をされていたときに、大分市で開催する公演の案内のために偶然、当院に来院されたというご縁があった。

　演劇の持つ「伝える力」で、医療や心臓病を身近な日常生活とリンクさせて、わかりやすく伝えたいというコンセプトに共感してくださり、「おおいた演劇の会」の会長を紹介してくれた。1つのご縁が次のご縁を紡いでくれる。これも院外の方と出会う機会が多い、広報担当者の醍醐味の1つである。

（4）職員が役者に！

　県の演劇界を長年リードしている、「おおいた演劇の会」の会長にお会

いしたのが1月中旬、「病院とのコラボレーションはもちろん、医療をテーマにした演劇は過去に自身も、県のアマチュア劇団においても前例がなく、ぜひ挑戦してみたい」と、快く了承してくれた。

　演劇にはまず脚本を作成する脚本家、演劇指導をする演出家が必要であるが、脚本は同会のメンバーがオリジナル作品を、演出はこの会長が担ってくださることとなった。

　当初、役者に関しては劇団の方に登場してもらい、講演部分だけは当院医師が担当する方向で考えていた。ところが、会長は「役者は職員の方で挑戦してみませんか。そのほうが意義があるし、絶対におもしろい。観客の方にもより伝わります。大丈夫です。できますよ」。そして、「1つの芝居のために、劇団に所属している役者でも通常30回は練習を重ねます。まったくの素人となると40回は必要です。1回の練習時間は最低3時間は工面してほしい」と続けた。

　確かに、役者を雇えば予算はかさむ。しかし果たして、病院スタッフでこの企画に賛同して、業務後の練習に40回も付き合おうという職員がどれだけいるだろう。

(5) イベントはドラマだ！

　脚本は5月のゴールデンウィーク明けに完成。かなり本格的で演劇部分だけでも正味40分ほどと、思っていたよりはるかに大作であった。

　何気ない生活のなかで、ある日突然、心筋梗塞を発症した父と家族の姿を描く。カテーテル検査だけでは十分でなく、心臓手術を迫られる父はなかなか決心がつかないが、家族のためにもう一度元気になろうと気持ちに変化が生じてくる。そんななか、父と母の過去について初めて知った娘は、この二人を見習ってしっかり生きていきたいと決意する。心臓病に見舞われ、治療の過程を経ながら、今までよりさらに家族の絆が深まる姿が感動

的だ。終盤のクライマックスシーンに多くの役者が必要なため、劇中の出演者は総勢20名。劇の合い間に4名の心臓病治療のスペシャリストが講演（各20分）を行う。医師たちはそれぞれが本人役、つまり医師の役で登場するという、本格的な演劇と医療講演のコラボレーションだ。中心人物の父、母、娘の主役級スタッフは、ほぼ出ずっぱり。話の中心にいる娘役だけは、プロにお願いすることになった。

第1回、第2回のイベントを運営したスタッフの何名かには、事前に「今年の世界ハートの日は演劇仕立てで、職員が舞台に立つから、心の準備を」ということは話していたが、何十ページにもなる脚本を見ると、さすがに腰が引けるのではないかと不安になった。誰もやりたくないと言ったら、最悪、自分が舞台に立つしかないか——などと重い気分で、第1回目のスタッフミーティングに向かった。

ミーティングには約30名が集まっていた。脚本家と演出家を交えた顔合わせの後、分厚い台本を配布し、とりあえず全員で読むことになった。

すると、医療者の持つ真面目さなのか、まったく異なる世界に興味がそそられているのか、チャレンジ精神旺盛なスタッフが揃ったのか……。意外に盛り上がり、雰囲気よく、本読みが進んだ。演出家も後に、「初めの台本読みから、役者スタッフさんにセンスがあることに驚いた」と明かすほどだった。

オーディションを兼ねた台本読みが何度かあり、配役発表。業務終了後の18時30分から21時と週2回（お盆過ぎからは土曜日17時から21時までを含む週3回）の練習を重ねた。練習回数は計40回を数えた。

毎回、ストレッチと発声練習を行い、最初のうちは徹底的に台本読み。盆明けからは台本を持たずに、動作、顔の表情、小道具などを揃えて練習。「この年になって、あんなに"ダメ出し"されることないよな。学生のときの部活動以来だ」と、父役のスタッフが笑顔で言ったことがあるが、父と

母役の二人は40回の練習を一度も休まず、ひたすら演出家の要求に応えた（**図6～7**）。

　小道具、大道具の出し入れ、プロンプター（出演者がセリフを忘れた場合に合図を送る）、音響、舞台監督など、裏方も他の演劇スタッフが固めた。

　この「部活動」から生まれるチーム力は、日々、高まっていった。全員が素人で、全員が同じ目標に向かって突き抜けた5か月。医療現場は部署と部署の横のコミュニケーションがうまくいかず、連帯感が生まれにくいとよく言われるが、演劇を通して得た連帯感は今後ずっと続くと思う。

　夏の暑い盛りになると、演出家からの"ダメ出し"が増えてきた。観客は些細なことが非常に気になるものだと、お茶碗の置き方や手の握り方、髪の結い方まで容赦なく指示が入る。スタッフにも疲労感が見えてきた頃、演出家に意見したことがある。私は「週2回の練習が響いて、日頃の業務に支障が出るかもしれない。患者の命を預かる仕事なので、何かあっては取り返しがつかない。そこを理解いただき、ほどほどのところで勘弁してほしい」と頼んだ。ところが、演出家から返ってきたのは「みなさんはプロですよね。プロならば、どんな境遇におかれても、しっかりと自分の仕事をするのがプロではありませんか。私もプロです。お客様の前で舞台に立つのであれば、中途半端なことはできません」との言葉だった。

　この「プロ」という言葉に目を覚ましたスタッフも多く、その日を境に、1段階も2段階も自分の気持ちをレベルアップさせて、覚悟を決め、演出家に食らいつくようになった。

　異なる世界のプロに学ぶことは大きく、未知なる世界に挑戦した5か月間で、各々が成長できたと実感している。そして、私も「プロ」という言葉が胸に響いた一人。広報のプロらしく、今回の世界ハートの日市民公開講座では、できる限りの広報活動をしようと決心した。

§3 実践事例② イベントで創造する未来の患者

図6 練習風景①

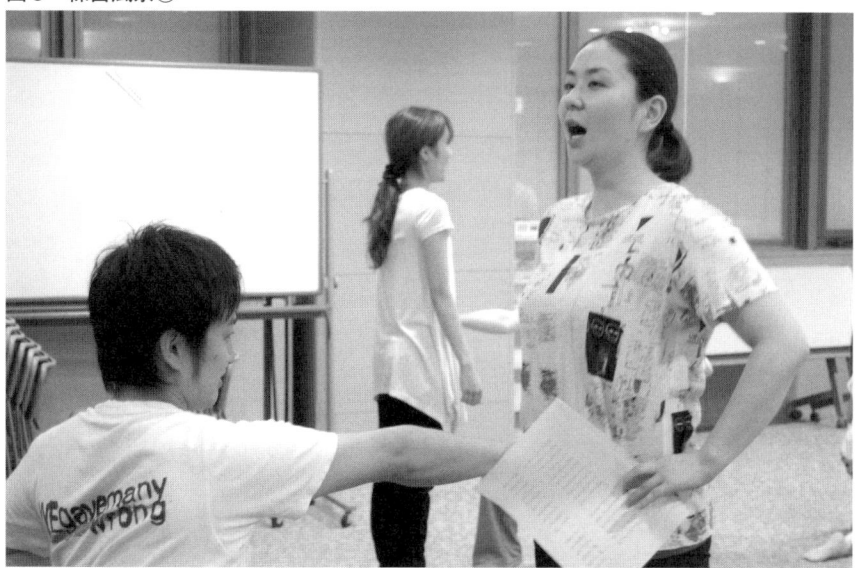

図7 練習風景②

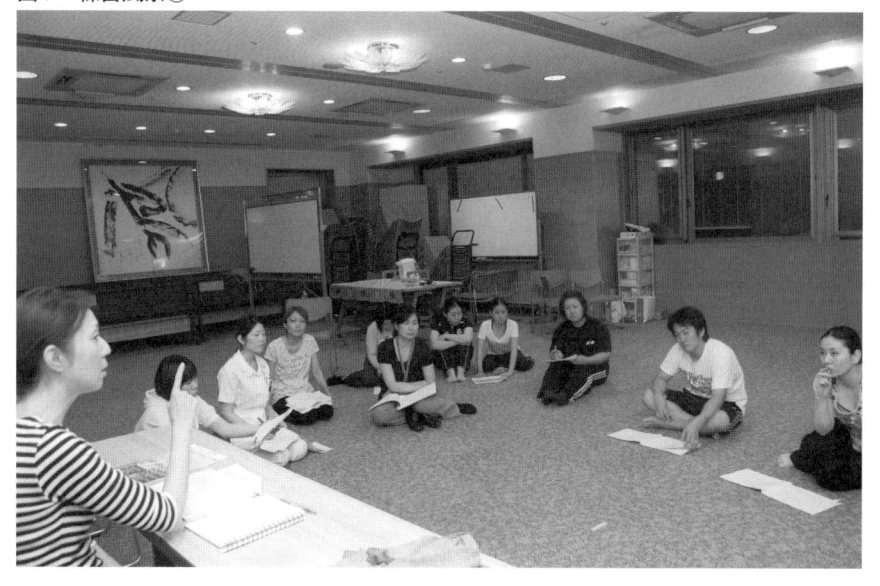

（6）広報戦略①　～チラシをまく～

　会場の収容人数が500名であった第1回、第2回の市民公開講座で広報用に制作したチラシは8,000枚。第3回の会場は720名を収容する会場。チラシは前回の倍以上の20,000枚を印刷した（**図8**）。前回、配布した場所以外に、薬剤師会や臨床検査技師会、労働衛生管理センターや地域成人病検診協会、自動車学校、バス会社、保健福祉センター、デパート、駅やバスの待合所、ありとあらゆるところにチラシを持参した。看護学校や医療系専門学校には、学生1人に1枚配布していただくようにお願いした。なかには、3年生を必修参加させますと申し出てくれた専門学校の先生もいる。毎回、チラシを持っていく学校だが、このような申し出は初めてだった。

　健康診断を実施している県の成人病検診センターでは、心臓病の早期発見に力を入れようとしていた矢先ということで、大変に協力的だった。また、病院近くの商店街の店主や自治会長もこの企画をおもしろがってくれ、応援してくれた。また、身内が他院で心臓病の手術をして命が助かった、

図8　チラシ表・裏

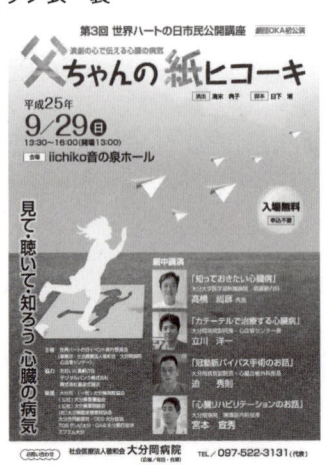

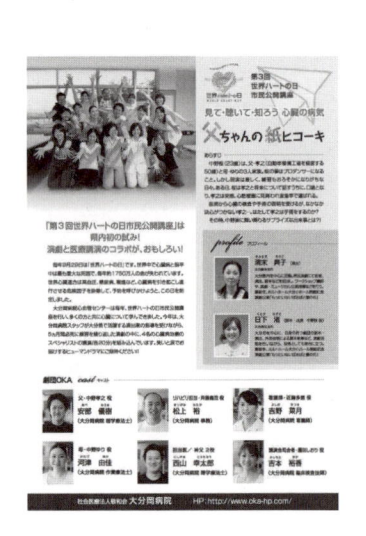

何かの恩返しになればと、破格の値段で衣装を貸してくれる衣装店さんなど、たくさんの応援団が支えてくれた。
　院内では、会計時に患者一人ずつにチラシを渡し、役者スタッフは自分の担当する患者やご家族に宣伝した。病院のフェイスブックやブログ、院内では、職員専用のデジタルサイネージを駆使して発信を続けた。

(7) 広報戦略② 〜広告と広報は違う〜

　毎年、市の広聴広報課に行き、市民公開講座の「市報」への掲載を依頼している。社会医療法人を掲げているが、民間病院というイメージがいまだ強いようで、過去2回とも残念ながら掲載はなかった。
　今回改めて、社会医療法人は公的な病院に準ずることをアピールし、一人でも心臓病にならないために、病院ができることを行いたいと粘った。「演劇仕立て」ということに担当の方も関心を示してくれ、小さなスペースではあるが4行の告知記事が掲載された。これは大きな広報力となる。
　さて、広報は広告と異なる。広報はメディアに、ニュース性や新規性、市民に価値のある情報や活動を提供して、メディアの判断や裁量で取材・報道してもらうものだ。広報担当者は、持ち込んだ情報をメディアに共感してもらえるように働きかけ、そこに全力を注ぐ。広告なら、お金をかければいくらでも露出機会はあるが、記事の信ぴょう性や客観性など、記者の目線で書いた取材記事には勝てない。
　プレスリリースだけではなく、地方紙の新聞社、テレビ局はNHKを含め県内4局すべてを回り、取材依頼を行った。新聞社は論説委員長に、NHKは支局長にそれぞれ面会した。いずれのメディアも非常に興味を持って話を聞いてくれた。あるテレビ局では、土曜朝の自社番組内で10分間の特集を組んでくれ、1日がかりで出演者たちの日常業務と演劇の練習風景を取材・放送してくれた。

記事依頼のために訪ねた新聞社の論説委員の方が「病院の職員が市民団体とコラボレーションして演劇に挑戦」だけでは記事として弱すぎると本音を漏らされたので、後日、世界ハートの日が制定された背景や、最近の心臓病罹患者のデータ、バスの運転手が運転中に心筋梗塞を起こしたニュースなどの話題をまとめて、再度、依頼にうかがった。それが、イベント当日9月29日の社説欄で記事になった。

　最終的には、地元新聞のコラムや芸能欄で大きく記事になり、NHKを含む地元テレビ局計4局すべてから取材オファーがあり、情報番組やニュースなどで大々的に取り上げられた(図9)。

　そして迎えた当日。会場は800名近い来場者であふれた。劇も好評で、役者スタッフたちは劇中の思わぬところでの笑いや拍手、涙に"乗りに乗りきって"、イキイキと最後まで楽しそうに演じ、大成功に終わった(図10〜11)。

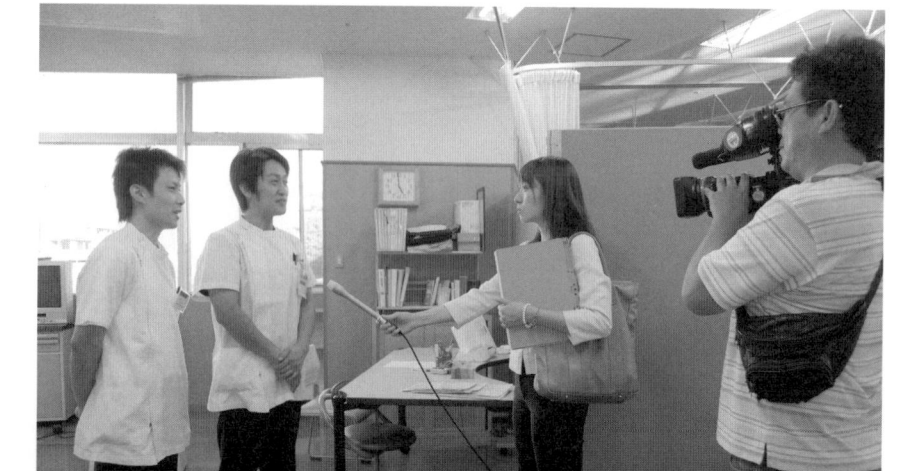

図9　取材風景

§3 実践事例② イベントで創造する未来の患者

図10　舞台本番①

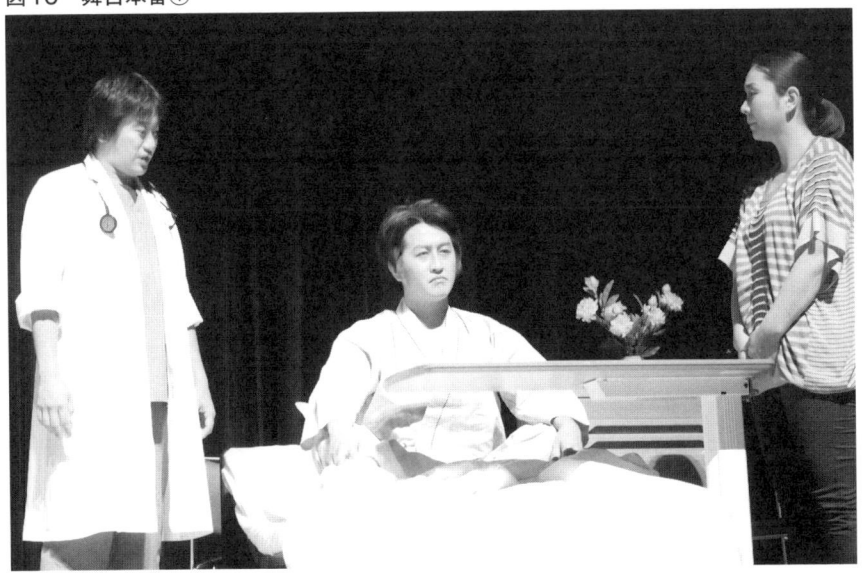

図11　舞台本番②

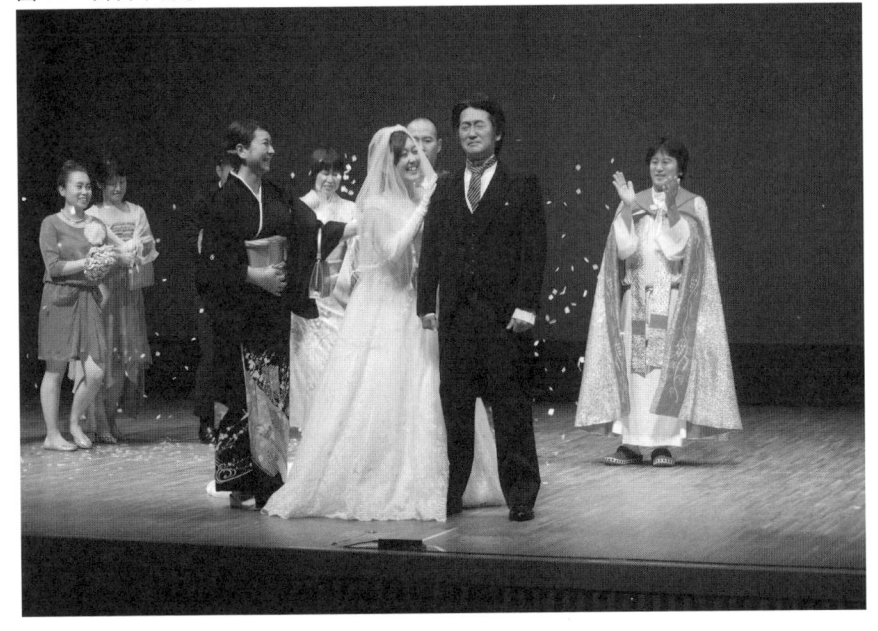

（8）来場者から寄せられた感想

　来場者も10〜30代の方が全体の約30％を占め、狙っていた若年化も図れた。また、アンケートには次のような感想が多かった。

「とても素人とは思えない演技力に驚きました。構成、内容ともに大変工夫されており、臨場感あふれる演劇でした。心臓病に対する記憶も鮮明となり、今後の実生活に役立ち続けると確信します」

「大分岡病院のすべてのスタッフが創り上げた世界ハートの日イベントは、大変素晴らしい公演でした。演劇を取り入れて、市民にわかりやすく親しみやすく、心臓病を広められたのではないかと思います。初めて演劇をされるスタッフの皆さんは、さぞかし練習されたことでしょう。丁寧で真摯な演技で心打たれました。ありがとうございました」

「第3回世界ハートの日市民公開講座」の模様は、当院ホームページ（http://www.oka-hp.com/outline/movie/）で閲覧可能だ。

3. わくわく&ドキドキ体験型イベント
──夏休みだ！　病院探検ツアー

(1) キッズツアー

「夏休みだ！　病院探検ツアー」は、小学4～6年生約20名を募集して、夏休みの1日を使って手術体験・看護体験・コメディカル体験を行ってもらうイベントである。白衣や術衣をまとった、小さな"1日医療スタッフ"の真剣な眼差しが終始、印象的である（図12～14）。

外科医によるサポートをしっかりと受けながら、鶏肉を電気メスで切開し、自分で縫合する手術体験は一番人気。看護師体験では血圧測定や包帯の巻き方を、BLS（一次救命処置）体験では、寸劇を交えながらわかりやすく楽しく救命処置やAED（自動体外式除細動器）の使い方などを伝え、命の大切さについても語る。

ここまでは全員同じメニューを体験するが、臨床検査技師・診療放射線技師・リハビリ体験は事前に希望を聞いてそれぞれ分かれてもらう。

臨床検査技師は自分の血液型を測定したり、心エコー、眼底検査などを体験する。放射線科では箱のなかに入れた「もの」を透視装置にくぐらせ、その「もの」を当てるクイズなど、リハビリ体験の電気治療を受けた女の子たちからはキャッキャッと歓声が上がった。

電気メスを握った子は、息もできないくらいの緊張感を漂わせているが、「その調子、上手だよ」との医師の呼びかけに、顔をほころばせる。「キッザニアを超える体験」を謳い、例年、参加者の募集には苦労しない。

全国でも、この夏休みキッズツアーを開催している病院は少なくない。当院では参加小学生の半数を職員のお子さん、半数を外部から募集してい

図12 病院探検ツアー①

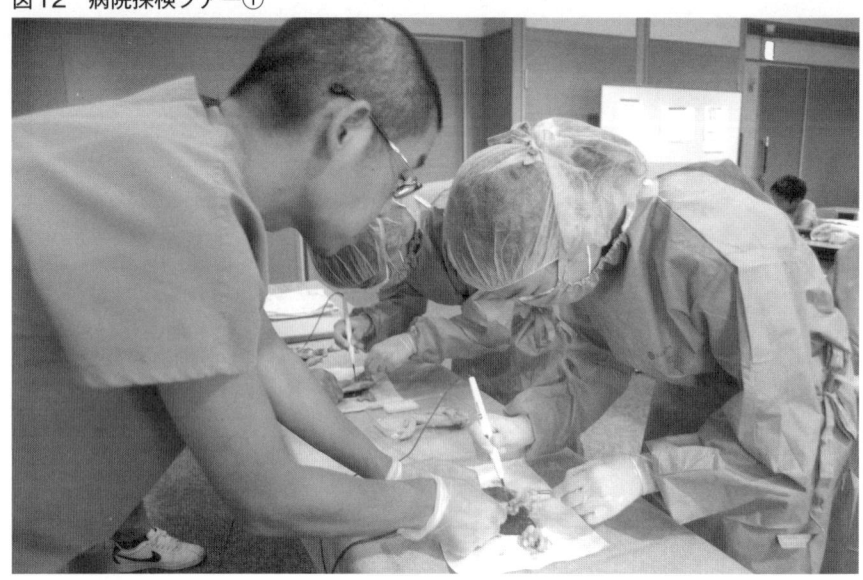

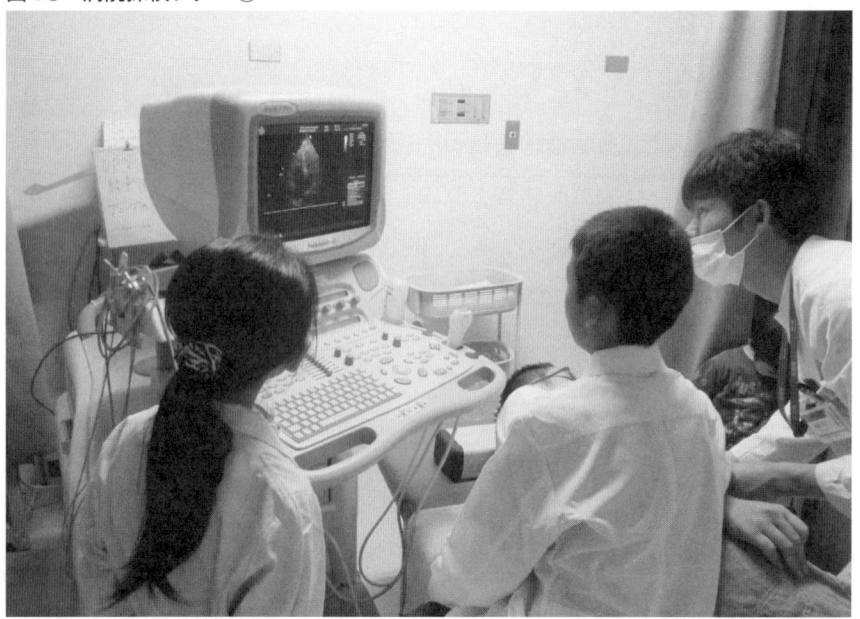

図13 病院探検ツアー②

§3 実践事例② イベントで創造する未来の患者

図14 病院探検ツアー③

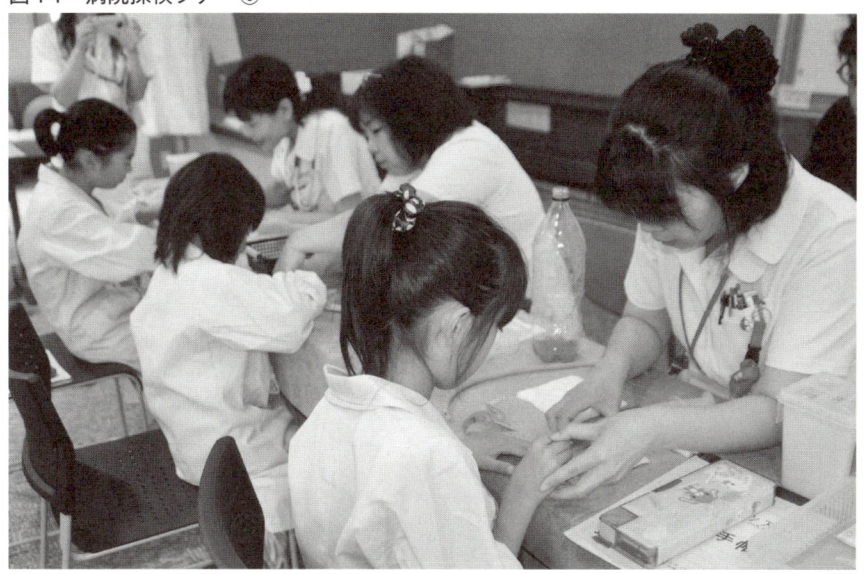

る。職員のお子さんからは、「日ごろ、忙しくて家にいないことが多いお母さん。看護師の仕事を私も体験して、お母さんはすごいと思った」などの感想が寄せられる。

　最近は、医療をテーマにしたテレビドラマが多いことが影響してか、医者を夢見る小学生も増えているようだ。将来は医師に、しかも、救急専門の医師になりたいと、すでに決めている小学生もいて、「今日で1歩、夢に近づきました」などと感想を聞くと、将来の仲間が確実に増えていると感じる。

(2) 広報キャラクター"オカピi"

　参加する小学生に配布するのが、探検隊手帳（探検ツアーのしおり、**図15**）。体験したことを書き込めば、夏休みの自由研究として提出できるようになっている。手帳の表紙を飾っているのが、大分岡病院の広報キャ

ラクター、"オカピi"だ。

　経営理念や将来の目標を社員に伝えるため、新たにキャラクターをつくる企業や自治体が多い。キャラクターは、PRやコミュニケーション活動に大活躍、組織の"顔"としてメッセージを伝えたり受けたり、社内のモチベーションアップにも一役買っているようだ。

　当院もキャラクターを活用している。大分岡病院の広報キャラクター"オカピi"は、より多くの市民に広報誌「おかのかお」のファンになってほしいと、2009（平成21）年7月号の「おかのかお」に初登場。「オカ」の文字が入った動物「オカピ」の存在を見つけ、イラスト化し、季節や院内のイベントにあわせて、衣装や背景、表情を変えている。

　最近は、看護師のリクルートやイベント時に配るノベルティに、"オカピi"は大活躍。リーフレットやクリアファイル、"オカピi"をプリントしたバッグも作成した。院外発表の資料に使う職員も出始め、"オカピi"の知名度や貢献度はなかなか。この手帳のように、イベントキャラクターとしても登場し、小学生にも人気が高い。

（3）ハートアタック救命教室・高血圧の日市民公開講座

　その他、1月は「ハートアタック救命教室」、5月17日の高血圧の日にちなんだ「高血圧の日市民公開講座」も企画運営している（**図16**）。ハートアタック救命教室は、心臓発作について循環器科医師が説明した後、BLS（一次救命処置）とAED（自動体外式除細動器）の使い方を医師や看護師から学び、実際に一人ずつ体験する。

　参加者は以前、心臓手術をした経験のある方や、そのご家族、社会人、学生、アウトドア指導員、自治会の方などと幅広い。意外なのは、他のクリニックや病院、施設からの職員の参加が非常に多いことだ。「救命講習は初めてではないが、忘れていることも多いから」「知識はあるが、実際

§3 実践事例②　イベントで創造する未来の患者

図15　探検隊手帳

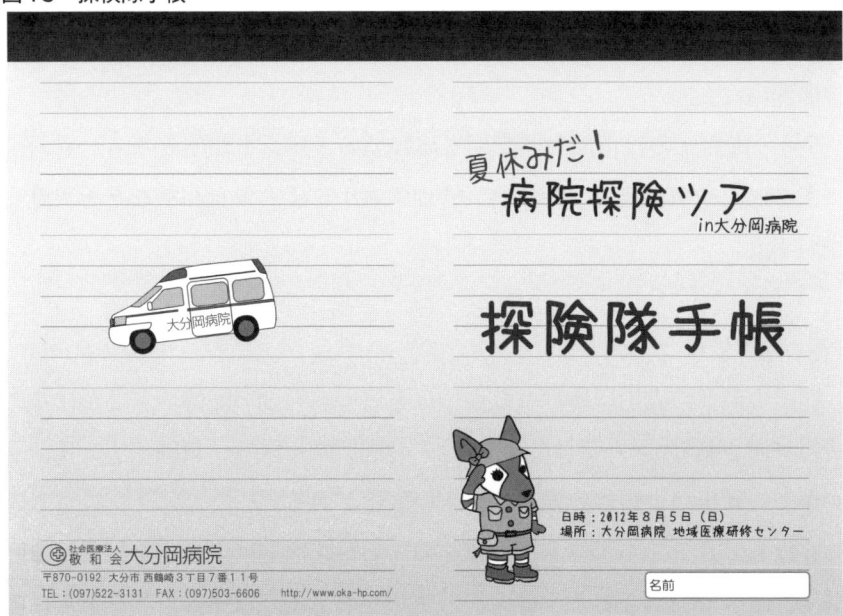

図16　高血圧の日市民公開講座

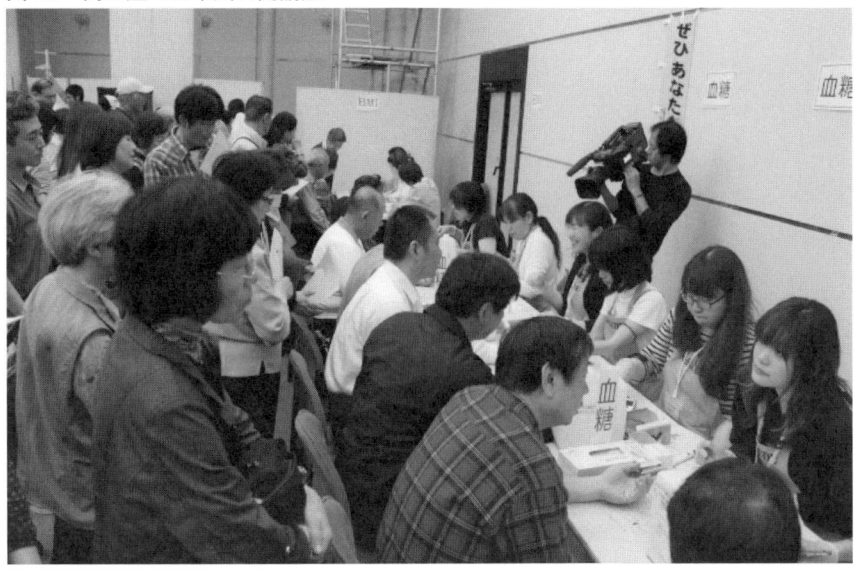

に触った経験がないから」「現在、施設（老人ホーム）で働いている。高齢者と毎日接しているので、いつ何が起こるか心配」などが、医療関係者の参加理由だ。

　5月の高血圧の日市民公開講座も体験型のイベントが主となる。看護師による血圧や血糖測定、相談会、管理栄養士による栄養相談などを実施している。

（4）おわりに

　病院の名前の露出は多ければ多いほどいい。人間の記憶のどこかにその情報が突き刺さっていれば、必ず、人の選択肢に入る。新聞やテレビ、ラジオでの露出は、広告料換算値以上の価値がある。

　今後も、継続したイベントで多くのファンを地道に増やしていき、その都度、取材対象になるように、人の興味を引くようなイベントを考え、その病院の"文化"と呼ばれるほどに成長させていくため、広報活動を行っていきたい。

MEMO

MEMO

MEMO

MEMO

医療経営ブックレット
医療経営士のための現場力アップシリーズ⑥
今すぐできる！　患者が集まる病院広報戦略

2013年11月20日　第1版第1刷発行

著　者　山田　隆司、大塚　光宏、有田　円香
発行者　林　諄
発行所　株式会社 日本医療企画
　　　　〒101-0033　東京都千代田区神田岩本町4-14
　　　　　　　　　　神田平成ビル
　　　　　　　　　　TEL 03(3256)2861(代表)
　　　　　　　　　　FAX 03(3256)2865
　　　　　　　　　　http://www.jmp.co.jp/
印刷所　図書印刷株式会社
　　　　　　　　表紙画像 ⓒ Belkin & Co - Fotolia.com

ISBN978-4-86439-218-1 C3034
ⓒTakashi Yamada, Mitsuhiro Otsuka, Madoka Arita 2013,Printed in Japan
(定価は表紙に表示しています)

医療経営ブックレット1stシリーズ第1弾！

医療経営士のための現場力アップシリーズ

● A5判並製・64～96頁　各巻 定価：本体700円＋税

① **今すぐできる！**
問題解決型思考を身につける基本スキル
田中智恵子（大阪市立大学特任准教授、株式会社メディカルクリエイト）他　共著

② **今すぐできる！**
人事労務問題解決（理論編）
鷹取敏昭（人事マネジメント研究所進創アシスト代表）著

③ **今すぐできる！**
人事労務問題解決（事例編）
鷹取敏昭（人事マネジメント研究所進創アシスト代表）著

④ **今すぐできる！**
ゼロから学べる財務会計入門
梅原　隆（公認会計士）編

⑤ **今すぐできる！**
医師を集めるブランディング手法
神谷健一（KTPソリューションズ株式会社代表取締役社長）著

⑥ **今すぐできる！**
患者が集まる病院広報戦略
山田隆司（特定非営利活動法人メディカルコンソーシアムネットワークグループ理事長）他　共著

⑦ **今すぐできる！**
患者が集まる接遇術
白梅英子（ル　レーブ）著

⑧ **今すぐできる！**
失敗しない患者クレーム対応術
原　聡彦（合同会社MASパートナーズ代表）著